THE DEPTHS

The EVOLUTIONARY
ORIGINS *of the* DEPRESSION EPIDEMIC

憂鬱的演化

人類的情緒本能
如何走向
現代失能病症

Jonathan Rottenberg
強納森・羅騰伯格－著
向淑容－譯

目次

◉推薦序

思索症狀的意義

殷建智精神科診所　崔秀倩醫師

每在臨床工作中，常覺得「憂鬱症」這個診斷過於簡化，每個病患背後都有一個獨特的生命故事，就像海邊的曼徹斯特這部電影中的主角李，帶著強烈的罪疚感，最終還是要承認：「對不起，我戰勝不了。」

的確，不管病患如何努力地想要「振作起來」，憂鬱有時就像潮汐起伏不定。一位資深精神分析師提到個案告訴他：「我還是會憂鬱，不過現在我可以繞著憂鬱走來走去了。」這本書的作者讓我們看到憂鬱得以在人類的演化中留存下來，可能不是沒有原因的，就像有時我會對病患說：「憂鬱就像是強迫你關機休息，要不然繼續在壓力中硬撐，你可能就會燒壞了」。

在精神科的專業學習中，我們常要思索症狀的意義，症狀表面上看來是困擾，但同時也是一種對個案的保護，就讓這本書帶著我們思索憂鬱症狀背後的意義。

◉導讀

憂鬱不只是想太多

心禾診所　陳致豪臨床心理師

某次電視節目提到「憂鬱症」，我的爸爸突然問說「那些憂鬱症的人，是不是觀念不正確？」，那瞬間我愣住了。原來我熟悉而以為理所當然會知道的知識內容，對於從事其他領域的人來說，是難以擷取的。即使各種媒體已提供了許多資訊，還是有不少人無意間用自己的想法去理解情緒困擾的人或身心疾病患者。這不意味著這些人有錯，他們只是單純的「不了解」──在「感受上」的不了解。曾經聽過憂鬱症者說：「沒有經歷過憂鬱症，很難想像那種痛苦。以前看到憂鬱的人，我都覺得是他想太多，都會勸他『看開一點』。後來自己遇到了，才知道要看開有多困難。」也聽過憂鬱的人這樣告訴我：「手受傷骨折的人，每個人看到他包紮著的手都會關心他。像我們這種心裡面有困擾的人，大家看不出來，都不會關心，反而會說是我們自己的問題，或遠離我們。」恰如作者在第一章提到的：「憂鬱症患者要面臨兩種考驗。第一種是憂鬱症本身。它的症狀──

意志消沉、無精打采、夜夜失眠、無法集中精神——令人痛苦，而且難以應付。第二種考驗則是要面對其他人對這些症狀的反應，聽朋友、家人及心理衛生專家對於『他們哪裡有問題』做出各種令人困惑、有時候還很傷人的臆測。」很多時候，人們因不了解而不知道該如何回應，或者只熟悉安慰鼓勵的話。閱讀這本書，有助於理解這些人經歷憂鬱的辛苦，可以減少加諸他們身上的第二種考驗；甚至將氣力留下來作為支持的能量，以因應陷入憂鬱本身的考驗。

我也常常看到，即使他們能同理和接納其他人的憂鬱，前來諮商的人對自己的憂鬱卻感到討厭或生氣。覺得憂鬱干擾了自己、使自己做不了事，讓自己不如他人一般堅強、有能力，或者在心情上感到相當的痛苦和不舒服。很多時候寧可忽視或壓抑感覺，讓自己以為一切平靜、無事地過每一天，在他人面前努力表現出開朗的樣貌。似乎憂鬱症的人，有時內在也對自己有了偏見和指責；但這些自我憎恨，往往是讓憂鬱症流連忘返的因素。這本書從一個較少被留意到的角度去理解憂鬱症，不輕忽地歸因憂鬱症「只是想太多」，也不將憂鬱症二分地切割為該被處死的「異常」或「疾病」。而是有所依據地說明憂鬱症比較像是演化過程中保留下的重要保護機制，只是不適用於當代或當下的一些處境，它本身並沒有對和錯。其提到：「外行人也許會以為高昂的心情都是好的，而低落的心情都是不好的。實情並非如此。兩種心情都有其好處與壞處。」也引用亞伯蘭森與艾洛伊被稱為「憂鬱現實主義」（Depressive Realism）的研究說明某些時候「心情低落令思考變得更周慮、更清晰」。如同「水能載舟，亦能覆舟」，情緒系統「這層盔甲雖然能保護穿戴者免受投石與利箭傷害，卻也是個難以帶著走的重擔」。不再將憂鬱視為異己，才可能將它重新納入為自我的一部分，它就比較不需要用叛逆和毀滅的方式呼喚我們的關心。我在學習澄心（focusing）時也深刻體驗到，和內在的某個部分打招呼、聆聽它，改變就可能發生。

說到改變，或者改善憂鬱症，要正視憂鬱症多方面的影響和其難以改變的特性，同時又要能接納之、與它共處，很難很難！但作者曾經超過四年深度憂鬱期的親身經歷，確實足以提供身處在憂鬱的人一些希望，讓讀者不急切於追問戰勝憂鬱的方法。其在文中寫到「重視快樂可能反而會令人感覺比較不快樂，尤其是在快樂唾手可得的時候」，也提醒著「若能用十個簡單步驟戰勝憂鬱症當然很好，但事情鮮少會那麼容易。誇大效果的書會令讀者洩氣、失望、意志消沉」。

在我個人的經驗中，隨著實務經歷的累積，從以前探索憂鬱病理、設法改善症狀等等的操作中，逐漸變成重視眼前這個「人」，而憂鬱只是他的一部分。過去為了教導個案因應憂鬱的技巧，反而常讓彼此都感到挫折；現在的我則傾向於當下和眼前的人相處，嘗試去理解和陪伴他的憂鬱，讓憂鬱的部分有機會被聽到。我認為除了追求所謂的「狼性」，我們也可以多一些「人性」。相信當「人」可以被看見、被接住，他內在自我復原的能力就有機會發揮作用。我們總是希望自己過得好一些，也希望身邊我們在意的人能過得好。如果生活中越來越多人能以理解的方式看待憂鬱症和其患者，取代「因為在意，所以才會唸你」的關心方式，這些人將會復原得更快、更好，才是符合大家原本心中期盼的目標。

作者序

我不相信客觀性的存在，不相信一個男人或女人能夠捨棄他或她的偏見，對一個主題抱持完全超然的觀點。我們最多只能做到在動機方面保持真誠與坦率。

至於我，憂鬱症的醫病雙方，我都親身經歷過。我曾經是罹患憂鬱症的實驗對象，頭上接著電線、手腕上戴著醫院病患的手環，被人拿針戳刺、詢問我的症狀。我也當過那個透過科學將一切客觀化的人，我問問題、量化行為、記錄模式、把反應轉換成數字及圖表，最後將其置入期刊論文這種流通的形式中。從兩方面所得到的經驗差異甚大，但每一種都有確切根據。關於這個陰暗且時而神祕的主題，兩種經驗都各自呈現出了部分的實際情況；各自從不同的角度說明了憂鬱症流行的現象。我寫這本書的目標是將雙方凝聚在一起，成為一個互補的綜合體，而這個綜合體對於病患的感受，以及我們藉由研究情感與情感疾患所累積起來的科學知識，都會嘗試以公平的態度加以看待。

我很感激那些同意為本書接受採訪的人。我已經盡我所能地忠實描述了他們所說的實際情況。為了保護受訪者的身分，我更改了書中所有的人名及個人資料。

強納森・羅騰伯格

佛羅里達州，坦帕

第一章
為何需要用新方法對抗憂鬱症

美國有超過三十萬名成人罹患憂鬱症。[1] 你去美國市郊住宅區的任何一條街上走，並且開始沿途敲住戶的家門，只需要造訪五到六家，就會找到一個背負著憂鬱症重擔的居民。這個現象不只出現在美國；你可以在英格蘭、加拿大或義大利走這段路，也會得到相同的結果。[2] 我在南佛羅里達大學教授大學生變態心理學，最近我在課堂上問學生：「你們有誰曾經因為自己、家人或摯友罹患重度憂鬱症而親身受到影響？」十個人中有七個人舉手。這一點無可否認：憂鬱症患者是我們的鄰人、老師、醫生、朋友。憂鬱症患者往往就在我們當中。

憂鬱症所影響的範圍，遠超過患者本身。就可預見的未來而言，憂鬱症對公共衛生是極大的潛在威脅。世界衛生組織在一份令人沮喪的預測報告中推斷，二〇三〇年全世界可歸咎於憂鬱症的殘疾與死亡人數，將會比包括癌症、中風、心臟病、意外事故及戰爭在內的任何其他因素都還要多。[3] 最悲慘的一點可能是自殺這個重度憂鬱症極為常見的後果，現在在死因的排名上已經超越了車禍；三十五到六十四歲的美國人自殺率在過去十年間上升了將近百分之三十。[4]

這個不斷惡化的狀況似乎很矛盾，因為我們有豐富的資源來打擊這種被形容成「正午惡魔」的疾病。針對憂鬱症的心理及藥物療法不斷在增加，社會對憂鬱症症狀的意識愈來愈高，也有愈來愈多人認為憂鬱是一種真正的疾病，而非個人的弱點或性格缺陷。針對憂鬱症所做的科學調查，從神經科學到跨文化研究都大量激增。

然而事與願違，儘管各界為了對抗憂鬱症而投注的研究及醫療資源有所增加，它對個人與經濟的傷害卻還是擴大了。根據學界最優秀的一些流行病學研究報告，現在全世界有百分之十五以上的人口罹患憂鬱症，[5] 而且患者有愈來愈年輕的趨勢。「第二次美國國家共病症調查」這項大規模調查範圍遍及全美，參與的研究人員對年輕、中年及老年族群的終生憂鬱風險進行過評估，發現十八到二十九歲的族群雖然年齡還不到六十歲以上族群的一半，已經罹患過憂鬱症的可能性卻比較高。[6] 年輕人罹患憂鬱症的比例飆高，十分令人憂心。這不僅是因為青春時期應該是成長發育的時刻，也因為這麼高的比例是一個警訊，代表這個族群的未來沒有希望。一旦罹患了憂鬱症，一生都很可能會反覆發作。

為什麼我們付出了這麼多努力去了解、治療憂鬱症，並且教導民眾認識這種疾病，它的罹患率卻還持續上升？為什麼我們的治療效果停滯不前？為什麼我們仍然經常因為罹患這種疾病而遭受異樣的眼光？[7]

為什麼我們在與憂鬱症的對抗中節節敗退？

一個受創案例

麥特在紐澤西州的家鄉唸高中時是優等生。他是個開心果，也備受師長喜愛；他們都說麥特非常聰明。在賓州大學就讀大一下學期的他打算主修環境工程學。他想要走遍世界，在開發中國家參與環境工程計畫。然而麥特無法集中精神，而且總是累得要命。賓州大學錄取他，或許是個錯誤？走在校園裡，他看到的都是其他學生輕視他的目光。或許他們是對的——他不像他們那麼聰明、那麼有錢；他只是個來自紐澤西州的笨蛋。他躲進了宿舍寢室。沒錯，他是很累、很寂寞，但他會咬牙撐下去；他會做他該做的事，把一切應付過去。

可是，隨著時間逐月流逝，他卻感到愈來愈疲憊。由於注意力無法集中，每當他試著專心做作業時，腦中就會一片空白，或者分心想著他一年前分手的父母。他一下覺得要撐下去，一下又感到絕望，甚至還會閃過一了百了的念頭。最後麥特還是每一科都及格了，只是成績都是丙等。雖然有驚無險地讀完了大一，他還是知道自己出了問題，而且問題很嚴重。他開始意識到：「也許我有憂鬱症？」8

從正式診斷的角度來看，麥特無疑是得了憂鬱症。他有幾種臨床憂鬱症的症狀。有數個月的時間，他對自己原先喜愛的事物提不起興趣，也無法從中得到樂趣；感到極度疲倦；注意力無法集中；睡眠習慣大幅改變；甚至時而會想到死亡與輕生。這些症狀令他大一這一年乏味無趣，妨礙他投入課業和體會新鮮的大學生活。麥特的症狀及經驗顯然符合美國精神醫學學會診斷手冊對憂鬱症這種嚴重憂鬱病症的正式定義。

不過對多數病患而言，憂鬱症的診斷說明只是正式確認他們已經知道的事情，同時又引起更多數不清的問題。憂鬱症的症狀令人困惑與迷惘，即便是經過詳細的說明也一樣。病患想要知道那些症狀的意義：它們意味什麼，代表什麼，最重要的是它們為何會出現在病患身上。憂鬱症的診斷本身並不會說明「為什麼」，也不會解釋可能是哪裡出了問題，還有同樣重要的一點——要做出什麼改變才能讓一切正常。

面對像麥特這樣的案例時，醫師和心理治療師往往會主張症狀的成因出自某種缺陷，而這個缺陷可能存在於病患的大腦（精神科醫師的說法）、思想（認知治療師的說法）、童年（心理分析師的說法）、靈魂或與神的關係（神父、牧師和拉比的說法），[9]或是與另一半的關係（婚姻或家庭諮商師的說法）。[10]這些主張表面看來並不相同，但都是從同一個前提出發的：憂鬱症及其症狀是某個重要之處出了毛病的證明。

憂鬱症太令人嫌惡、殺傷力太大，所以我們可能很難想像也許還能用別種方式去思考它；問題這麼嚴重，絕對是一種病。然而缺陷模型也有自己的問題。有些病患會避免接受幫助，因為他們猜想自己會被貼上殘疾的標籤。有些病患會接受幫助，結果就相信了他們在這個心理衛生體制中反覆聽到的話：他們有殘疾。

於是，憂鬱症患者要面臨兩種考驗。第一種是憂鬱症本身。它的症狀——意志消沉、無精打采、夜夜失眠、無法集中精神——令人痛苦，而且難以應付。第二種考驗則是要面對其他人對這些症狀的反應，聽朋友、家人及心理衛生專家對於「他們哪裡有問題」做出各種令人困惑、有時候還很傷人的臆測。許多人會因為害怕別人的反應而隱瞞自己的問題，並且逃避治療。對憂鬱症及憂鬱症患者的異樣眼光，以及避開他們的衝動都十分常見。一名任職於療養機構的精神科醫師便說過：「我工作的醫院有六百個床位，卻沒有一家禮品店；之所以沒有禮品店，是因為沒有人在病患情緒陷入最低潮的時候來探望他們。」[11]

一般人談起憂鬱症時，還是會傾向低聲耳語。憂鬱症沒有像乳癌防治路跑那樣的活動；這種疾病甚少衍生出舞蹈耐力賽、洗車大會，或者高爾夫球賽。因此，憂鬱症那種痛徹心扉的苦一直很私人、很彆扭。一名病患談到自己的處境時說：「它（憂鬱症）比癌症還要有殺傷力……我有癌症，是卵巢癌，還有重度憂鬱症。我現在處於五年的緩解期當中。得癌症的時候和抗癌期間，有人送我花，也有人來探病。有人為我做飯，還有同事……你知道，幫我加油打氣。得了憂鬱症之後，我卻被孤立了；沒有人打電話來，他們不知道要說什麼，不知道怎麼幫助我，不知道要伸出援手。」[12]

幾乎每一個憂鬱症患者都被告知，他們最根本的問題是某種可以修正的內分泌失調。我們活在一個生物學的時代，而這種撫慰人心的樂觀見解廣受歡迎，媒體、病患組織、心理衛生專家都對它欣然接受。這種看法也有數據支持：美國有二千七百萬人服用抗憂鬱劑。[13]然而，服藥的結果往往令人失望。以抗憂鬱劑進行治療的人當中，有三分之二持續受到憂鬱症狀困擾。新的抗憂鬱藥物，效用並不比將近六十年前最早開發出來的藥物來得好。

「減輕憂鬱症之非正規連續療法」（STAR*D）的試驗由多家醫療院所參與，針對重度臨床憂鬱症的藥物治療成效進行調查，是這類研究有史以來最大規模的試驗之一。結果顯示二千八百七十六名受試者中，有百分之七十二的人即便在接受十四週的抗憂鬱治療後，依然表現出明顯的殘存症狀。[14]這些殘存症狀不只是煩人的小事罷了；它們當中包含惱人的心情低潮、難以集中精神、持續失眠，以及覺得自己毫無用處。這些症狀不但讓人疲憊不堪，更教人意志消沉。服用了兩年立普能、病情卻只有部分改善的麥特就說過：「如果藥物幫不了我，那麼我會不會一直這樣下去？」

病患即使初期對藥物治療反應良好，也不代表就沒事了。不幸的是，他們的憂鬱症極有可能復發。一項大型研究發現，從重度憂鬱症康復的青少年約有半數於五年內再度發病，無論他們是透過何種藥物或心理療法克服起初的憂鬱症。[15]

在目前的狀況下，就連立場強硬的生物醫學學者也承認，為所有的憂鬱症病例找出生理上的病因已經證實難以做到。我們有好幾千種生物分析方法，大至腦部顯影，小至抽血，卻仍然沒有一套針對憂鬱症的生物檢測方式。沒有明確的治療標靶，要尋找對付憂鬱症的靈丹妙藥幾乎是癡人說夢。

憂鬱症患者也可以預料到，針對他們的問題出在哪裡，會有人提出心理學的詮釋。舉例來說，認知取向的主張者認為憂鬱症起因於負面思想，是「我是失敗者，沒有人愛我」或者「未來毫無希望」這類扭曲觀念的產物。[16]這樣的分析衍生出了一種頗具影響力的療法，稱為「認知行為治療」（ＣＢＴ），其目標是矯正思想。以心理學為本的缺陷模型和內分泌失調論一樣，都太過誇大了。ＣＢＴ的療效和抗憂鬱劑差不多：對許多患者有助益，但是無法治癒憂鬱症。

事實上，CBT為何確實偶爾會發揮作用，目前還不得而知。[17] 一如阿斯匹靈有效並不能證明頭痛是因為缺乏阿斯匹靈而引起，認知治療成功也不代表憂鬱症是由認知缺陷所造成。就和探究生理缺陷一樣，科學家探究造成憂鬱症的認知缺陷時，也還沒有找到確切的答案。

的確，我們現有的藥物與心理治療總比什麼都沒有來得好。然而很可惜，這些慣用的療法無法讓多數病患痊癒。此外諷刺的是，民眾在變得比較願意尋求治療憂鬱症之際，卻沒有察覺到現有的選項其實效果有限。這種情況一直到最近才有開始改變的跡象。《美國醫學會期刊》刊登了一篇新近針對六項大型臨床試驗所做的分析報告，文中指出一般抗憂鬱劑對輕度及中度憂鬱症患者的療效比安慰劑好不了多少。這篇報告在CNN新聞、《紐約時報》和其他主要媒體平台都引發了熱烈討論。[18]

那麼，我們到底為什麼會在與憂鬱症的對抗中節節敗退？

我愈來愈相信，「憂鬱症源自缺陷」這個讓人直覺認同的觀念直接把我們帶進了現在這個死胡同。如果你去參加一場臨床心理學或精神病學的研討會，我可以保證你會遇到兩件事。第一，你會聽到許多很有意思的報告，從認知、社會、生物學和發育的層面探討憂鬱症。第二，你不大可能會聽到很多關於憂鬱症流行現象的討論。這似乎很怪，等到你得知，原來那些重大的研究範例沒有一個能說明我們何以會陷在憂鬱症流行的困境中，才會恍然大悟。憂鬱症若是源自負面的認知，為什麼我們的認知會突然變得如此負面？如果是生理缺陷作祟，為什麼我們的生理應變能力偏偏在這個時候失靈，而且嚴重癱瘓？舉例來說，我們的遺傳天賦不會說變就變。即便我們去注意隨時在改變的環境，也很難立刻看出是哪方面出現了劇烈變化，嚴重到可以導致憂鬱症病例激增。

在質疑「憂鬱症是缺陷」的看法時，對非主流見解感到好奇是很合理的。部分評論者及學者採取了另一種極端立場，主張憂鬱症有益。有好幾種說法聚焦在憂鬱症那些遭到忽視的好處上，從改善問題解決手法到保持應變能力都有。如此看來，如果我們不接受缺陷模型，似乎就一定要採取憂鬱症有益的立場。

真是這樣嗎？

一位患者婉轉地拒絕做出這個太過簡化的選擇，她這麼形容自己的憂鬱症：「爛透了，但其中還是有幾分好處。」[19] 接下來我想要證明，採取她這種微妙的立場讓我們得以針對憂鬱症提出更有意思的問題。憂鬱症可能利弊兼具，這個出發點也許會幫助我們更深入地探究憂鬱症到底是什麼、為什麼有這麼多人飽受其折磨，以及這種病為何如此棘手、難以應付。

情感科學研究法

難以應付的問題核心是情緒。憂鬱症最明顯的特徵就是心情持續低落。典型的憂鬱症患者都會描述自己的感受異常麻木、空虛、悲傷，或者是沒有喜悅、激動、高興的感覺。憂鬱症被歸類為情感疾患的一種，便反映出這種疾病是以情感為中心。20

不過當代對憂鬱症的探索——無論是生理、認知，還是社會上的——焦點涵蓋了各個層面，唯獨不包括情感。這有部分是因為情感研究在二十世紀的大半時間中都沒有什麼動力。研究者對這個主題興趣缺缺；存疑的人則質疑像情感這麼細膩的東西，是否真的能夠精確、客觀地加以研究。

正如電腦斷層掃描與功能性磁振造影讓醫師得以看進人體內部最深處的凹陷，最近這三十年也有一套愈來愈精密的工具讓我們能夠評量情感和情緒。如今，藉由可觀的豐富評量工具，一個稱為「情感科學」的新興領域發展出了優勢，這些工具包括用來評估病患所述心情的標準技巧；可用在研究室與實際環境的評量行為系統；以及對情感及情緒所造成的生理變化進行監測的新方法，大至功能性腦部掃描，小至能在日常生活中監視人體變化的微型感應器。

在這些令人振奮的發展接連出現的一九九〇年代中期，稚嫩的我滿懷希望，以心理學研究所新生的身分進入了史丹佛大學。我在那裡看到其他科學家開始將情感科學的評量方法及見解運用在精神病理學的研究上。柏克萊大學的安・克靈（Ann Kring）是我在這個領域的偶像之一，她當時正在用這些技巧來釐清思覺失調症如何改變人的感受和情緒性的行為；她的觀察資料讓世人對這種疾病有了全新的認識。[21] 我看著安在史丹佛發表自己的研究結果時心想：「我們一定要為憂鬱症做到這點！」

我早已不再是那個神采奕奕的學生了，但是從到加州做研究至今，長年下來我已經愈來愈確信情感科學就是了解及治療憂鬱症的關鍵所在。此外，由於憂鬱症流行的速度加快，找出並解決其根源也成了急迫的問題。本書最大的目的是說明情感與憂鬱症之間的關係。我們慣用的模型已經壞了。我們需要接納一套新的診斷與治療典範，而且這套典範要以情感科學為基礎。

要知道情感科學能夠告訴我們哪些和情感有關的事，就要先了解情感是什麼。我們為何會有情感？在此我們要探索情感系統，這個古老的系統會影響我們的感受、思想及行為，也支配著我們身體對外界的反應。

所有生物——從渦蟲到響尾蛇再到搖滾明星——都要面對行為這個大問題。如果可以毫無限制地做任何事，動物應該做什麼呢？農舍旁的公山羊可以啃鐵罐、小睡一下、追趕雞群，或者繞著圈跑。牠要如何決定先做哪件事？幸好，山羊和農場裡的所有動物一樣，天生就會解決這個問題，因為牠有一套與生俱來的行為引導系統，會把牠導向以往順利完成過的活動（這裡指的是導致山羊祖先成功繁殖並延續其基因的活動）。也就是說，情感是在體內負責激發行為、並將行為導入正確方向的信號。要了解情感在生存中扮演的強大角色，就不能忘記查爾斯・達爾文的《演化論》和他影響深遠的見解：演化壓力不只形塑了生理特徵，也造就了動物的心智活動和行為特色。

首先，情感系統需要掌握所處的情勢。不同的情勢對適應性（即生存與繁衍）也有不同的意義。以我們的山羊來說，牠所處的情勢包含農舍空地這片外在世界：時間是晚上還是正午？天氣是熱還是冷？食物就在附近且量多充足，還是距離遙遠且稀少？周圍會不會有掠食者？這個情勢也包含山羊的內在世界：牠有沒有流血、生病，或者感到疼痛？是餓著肚子還是吃飽了？這些因素全都會影響情感。接下來，情感系統就化身為整合大師，接收外在與內在世界的相關資訊，並且總結出哪些行為有利於達成與生存及繁衍有關的主要目標，哪些行為又是不利的。[22]

這些計算都在不自覺中進行。山羊吃胡蘿蔔時，不會意識到自己正在回應演化的召喚。吃胡蘿蔔會心情愉快是有原因的：動物在進行能致使牠們生存及繁衍的活動時，會有愉悅感。[23]情感用可以增強適應性的方式來塑造行為，而且是在動物並未明確表示認可或知情的狀況下進行。

然而情感不僅是將現狀總結及呈現出來而已——而且還是產生特定情緒性行為的基礎。多數人都經歷過這種情況：心情煩躁，一點微不足道的小事就能輕易讓人勃然大怒；或者心情焦慮使得我們過於神經質，夜裡稍有一點怪聲就會造成全然恐慌。[24]對照實驗顯示，焦慮的心情會將注意力的焦點限縮在構成威脅的事物上，證實了科學家的直覺是正確的。焦慮的受試者看見電腦螢幕上顯示快樂、中性，以及憤怒的臉孔時，他們的注意力都集中在憤怒的臉孔上，這個表情暗示著潛在的威脅。[25]相反地，好心情會擴大注意力所及的範圍，並且令人想要找出資訊和新奇的事物。[26]在一項研究中，心情愉快的參與者在選擇包裝食品時比較講求多樣化，例如會搭配蘇打餅乾、湯和零食。[27]情感能夠影響行為，是因為它緊緊抓住了身與心。情感對我們的影響範圍包含了我們注意的對象、我們的警覺與活躍程度，[28]以及我們選擇的目標。

最後，我們一旦開始著手實踐目標，情感系統就會監控達成的進度。如果出現了不算大的障礙，情感系統便會增加付出。如果進度因為無法克服的障礙而完全停止，情感系統則會減少付出。[29]已有實驗成功證實，在任務變難時，負面情感會左右付出努力的程度。受試者的心情被破壞，接著被指派困難的工作時，我們可以預期他們的血壓會顯著上升，這是身體活化的一個關鍵指標。但是如果工作的難度明顯提高到不可能成功的地步，受試的血壓便不再激升，這是情緒系統因為工作不可能（或看似不可能）完成而停止增加付出的跡象。[30]

這種轉換很合理。假如所有關鍵資源（無論是時間、精力，或是金錢）都是有限的，將它們全數耗費在無法達成的目標上便可能會造成極大傷害。這在像尋找食物這種與實際生存相關的目標上尤其明顯。如果一頭熊在牠最愛去的河灣努力找了好幾個小時，卻沒有捉到鮭魚，情感系統就會判斷牠該回頭去做別的事了。同樣的運作機制也出現在長期投入的事物上。以懷孕這個許多女性全心投入的目標為例，我們可以預期對一名想要懷孕而尚未實現目標的女性來說，更年期的來臨會伴隨著一段心情低潮期；在她放棄這個已經無法達成的目標並適應現實後，低落的心情終究會逐漸消失。我們也會預料到一名即使已經不可能還繼續想要懷孕的女性，其心情低落的情形會愈加惡化。研究結果確切證實了這些預測。31

情感能依照情勢所需，靈活地調整行為；正因如此，情感是一種很有效的適應作用。在有利的情況下，高昂的心情會導致追求報酬的效率變高，尋求報酬的行為會被激發出來（趁著大晴天時吃草）。在不利的情況下，低落的心情會把注意力集中在威脅與障礙上，行為也會退卻（蹲低直到暴風雪結束）。32 情感反映了關鍵資源在環境中的可得性，外在環境（食物、夥伴、可能的伴侶）與內在環境（疲勞、荷爾蒙濃度、體內的水分含量）皆然，並且確保動物不會耗費寶貴的時間與精力去做沒有效益、甚至危險的付出（在有掠食者潛伏的情況下表演求偶舞）。

不只是言語

情感系統令人訝異之處，其中有一項是它在不知不覺中運作。情感與大部分的適應作用相同，是在沒有語言和文化的物種裡發展出來的。[33] 然而多數人想到情感時，腦中最先浮現的卻是詞語。我們很「惱怒」、我們很「悲傷」、我們很「高興」。我們對語言太過著迷，所以一般人及科學家都不禁認為我們用來形容情感的語言就等同於情感本身。

這是很大的誤解。我們需要擺脫這種從語言本位來看情感的視角，即便這麼做代表我們得拋開自尊，接受我們心智的組成基礎和兔子、走鵑都一樣。死守著人類與眾不同這個觀點，只會讓我們站不住腳。其中一個原因在於，此舉意味著我們否定尚未習得情感語言的人（嬰兒）或已經喪失情感語言的人（阿茲海默症患者）是有情感的。幼兒、山羊及黑猩猩都沒有詞語能夠描述其尋找伴侶、食物或新夥伴時留下的心理信號；這些動物的情感不用言語表達，就可以塑造出行為。[34]情感並不是要有語言才能產生，只要有些許警覺和感知能力——包括對痛楚及愉悅的感知——就夠了，而所有的哺乳動物無疑都具有這種能力。[35]

此外，若僅僅依賴語言，會令人對情感真正的內涵產生誤解。雖然悲傷的情感牽涉到我們或許會稱之為「低落」或「憂鬱」的狀態，但情感其實包含完整的身與心，從消沉的姿勢、低垂的目光到免疫及內分泌系統的變化，還有負面的感知與記憶（我們會察覺到每一個疏忽、每一個缺點，並且滿腦子只想著過去的失敗）都是。[36]這在極度憂鬱的人身上顯而易見，他們認為「悲傷」或「低落」之類的言語描述完全不足以形容自己內心的感受與體驗。[37]我們用來說出自己感受的言語，只是窺視情感的一扇窗。情感留下的痕跡不只一種，[38]所以我們需要樂於接受種種跡象——心智、大腦，以及行為上的跡象——才能領會當下的情感。

人類著迷於自己的語言能力，所以會禁不住用言語解釋自己的情感，這是可以理解的。情感本來就會吸引關注，並且需要說明，激動的情感更是如此。下次你心情煩躁、憂憤難安的時候，不妨看看自己能否忍住不說明自己為何會這樣。

但是儘管有說明的衝動，我們針對自己情感所做的解釋卻充滿錯誤。我們假定自己感到低落是因為工作進度落後，但真正的原因可能是我們感冒尚未痊癒、全身無力。有時候無論我們再怎麼努力，都無法為自己的情感做出解釋（我不知道為什麼，就是覺得很低落）。我們既孤獨，又困惑。不知所措的我們可能會向心理治療師求助，請他們幫忙修改我們的解說內容。39

當然，說明我們的感受並不一定都是為解釋而解釋。如果有個駕駛在車陣中切入我們前方，我們會很清楚自己為何突然雙手握拳、破口大罵。這種怒氣爆發的現象表徵了某種情感，是針對特定事件的短期回應。套用在其他情感上也是如此；如果我們突然感到恐懼或難堪，通常都能馬上做出解釋：因為看到毛茸茸的大蜘蛛、因為紅酒灑到了我們腿上。

情感和短期回應不同。情感出現和消失所花費的時間都比較久。它們總結了我們周圍的種種線索，通常也比較難整理。人類生活的複雜環境中充滿著不斷變化而令人困惑的客體，所以釐清自己的情感其實比表面上看來還要困難。40我們對符號表達的重度依賴也使得人類心情低落的原因比其他物種還要獨特。我們會悲傷，是因為小鹿斑比的母親死了，因為另一個大陸上有人在挨餓，因為有一座工廠要關閉，因為自己支持的隊伍在大聯盟職棒世界大賽的延長賽中落敗。雖然不同的物種都能感受到「失落」這個核心主題，但人類的語言能力讓大量的客體可以進入並改變我們的情感系統。

儘管我們亟欲闡述情感，一般人卻看不出許多影響情感的重大因素。身為整合大師的情感系統必須仰賴許多可能的客體才能發揮作用，而這些影響情感的力量當中又有許多是不自覺的（例如壓力荷爾蒙的分泌或免疫系統的狀態）。由於我們不清楚自己受到哪些影響，所以針對情感所做的解釋通常也只是編造出來的說法。

這就是情感科學發揮作用的地方。

幸運的是，一種有系統且以研究為基礎的情感科學研究法正憑藉著確切的統計數據，逐漸取代民間智慧（其實是民間的愚昧）對情感的看法。雖然我們預測個人情感的能力還不像明天的天氣預報那麼準確，但愈來愈多的研究開始揭露了影響情感的多種因素，從天生的性情、短暫的事件到日常慣例都有。情感科學主要的長處之一便是同樣的因素可以用來解釋一般的情感變化和極端的情感，像是重度憂鬱——這對本書的討論特別有幫助。因此，情感科學研究極有可能釐清當前憂鬱症流行的原因。

我們若要有效控制憂鬱症，就必須了解這種疾病最根本的源頭。為了做到這點，我們需要「退一步」，用一種完全不同的研究方法取代無用的缺陷模型。情感科學研究法將具有時代性和一體性：會有時代性是因為我們無法了解憂鬱情感為何會這麼普遍，除非我們先了解人類為何會產生低落的心情；會有一體性則是因為同時有多種不同的力量（許多是看不見的）對人產生影響，使人落入心情的低潮，進而引發重度憂鬱。此外，我們也會一併討論人對心情低潮期的反應，其中也包括經常造成矛盾效果（即使立意良好），導致憂鬱症惡化的那些反應。

「退一步」的意思是，本書涵蓋的範圍極為廣泛，把對憂鬱症根源的理解延伸到能把人推入及拉出憂鬱狀態的力量上。儘管歸咎於某人或某事或可讓人好過些，憂鬱症的流行卻不僅僅是一個壞人或單一理由就能解釋的。就算有一個因素出現了變化，也不會反轉憂鬱症流行的現象。

接下來的內容並不會用一以貫之的說法來探討憂鬱症（就像甘迺迪遇刺案的「一發子彈」理論），而是會把許多匯聚在一起的不利情勢解釋清楚。其中有些在好幾百萬年前就已經開始，並且融入了我們情感系統的結構中；有些則出現得較晚，一如人類語言；還有一些更新近的情勢，反映了在過去二、三十年間發揮影響力的文化與社會因素。我們可以藉由檢視這些情勢，逐漸了解它們如何共同創造出「憂鬱症」這個情感的大風暴。只有在了解原因之後，我們才會得以探究憂鬱症的深淵底部——並且由此找到爬出這個深淵的新方法。

第二章
深淵的起點

人類的身體集各種適應作用之大成；適應作用是演化的成果，能幫助我們在難料的世事與風險中生存繁衍。這並不代表適應作用就是完美無缺的；實際上絕非如此。演化思想家很久以前就告誡過世人，不要把適應作用想成演進過程中必然會出現的升級步驟，並且認為它們會帶來更大的好處。有缺點的進程只要能促進生存繁衍，就已經相當好了。

因此我們應該預料到，即便是最巧妙的適應作用也有其缺點。人類的腦部較大，人腦的演化為人類帶來較高的認知能力，卻也提高了生產時的風險。雙足行走的行為出現，將我們的雙手空出來，可以更有效率地打獵和從事更精細的工藝；然而與此同時，直立的姿勢為脊柱帶來新的壓力，令人類的背部變得更容易受傷及疼痛。放眼動物界，這種成本－效益計算也同樣存在。多數哺乳類已經演化成溫血動物，因為溫血的特徵能讓牠們在寒冷的天氣裡覓食漁獵，有別於牠們的爬蟲類競爭對手。雖然溫血的效益顯而易見，但保持血液溫暖要付出很大的代價：哺乳類必須比大多數爬蟲類吃得還要多，否則就有可能會營養不良或陷入飢餓狀態。[1]

這樣的成本－效益計算也出現在適應作用上。外行人也許會以為高昂的心情都是好的，而低落的心情都是不好的。實情並非如此。兩種心情都有其好處與壞處。我們天生就有能力承受高昂及低落的心情，這是因為一般來說，兩種心情呈現出來的健康效益都比成本還高。一如身為溫血動物可以是一種不利條件，有愈來愈多人了解到高昂的心情也有其「黑暗面」，有時候會導致魯莽、衝動、甚至有害的行為。[2] 同樣地，承受低落心情的能力也伴隨著大量效益及成本。由此看來，憂鬱和我們對低落心情的適應作用如影隨形，是自然進程中無可避免的後果，對我們不是完全有益，也不全然有害。

我們應該做的不是鑽研憂鬱症為何存在，而是從比較簡單的調查著手。低落的心情會形成哪些演化優勢？既然低落的心情很有可能令動物陷入憂鬱，它為什麼還會持續存在？[3]

心情低落的好處

自達爾文在紅毛猩猩和黑猩猩身上觀察到沮喪的跡象至今，[4]行為科學界已經發展出許多與低落心情的適應價值相關的理論。有一派學者一開始就假設：由於競爭經常會產生對峙這種危險的後果，所以心情低落有助於降低衝突。低落的心情能藉由幫助失敗者屈服放棄，讓他們繼續生存及奮鬥下去。另一派學者強調心情低落作為一種「中止機制」的好處，並且主張，在堅持目標很可能會白費力氣或導致危險的情況下，低落的心情是一種讓人放棄嘗試的手段。還有一派學者提出，心情低落的狀態會幫助人意識到「社會風險」，並且在他們即將遭群體排除之際，幫助他們和群體恢復連結。此外又有一派學者指出，低落的心情具有適應性，因為它讓人能夠針對自己的環境做出更精準的分析，這在面對重大困難時可能會特別有幫助。[5]

乍看之下，同時存在這麼多理論似乎令人困惑。我們要怎麼判斷哪個理論才是正確的？其實若我們觀察得仔細一點，便會發現這些理論顯然就像是在並行軌道上行駛的火車。每一套理論都有助於解釋低落心情得以在演化過程中保留下來的部分原因。雖然這些理論當中沒有一套是全面的，但只要將它們一字排開來檢視，我們就能開始領悟低落的心情為何會持續存在：這種狀態在許多不同情勢當中，都可能會帶來助益。

當然，有的理論很可能比其他理論還要準確。此外，光有理論也證實不了什麼。這些學者在建構能讓人信服的實例來說明低落心情的特定功能時，最大的難題之一，就是要證實理論中所推定的效益並不僅僅是一個說法而已。幸好，透過一些控管嚴謹的實驗所產生的統計數據，我們證明了理論中低落心情所具有的功能，有部分確實存在。6

其中一個反覆受到測試的見解是，低落的心情能讓人更精準分析自己所處的環境。由心理學家琳・亞伯蘭森（Lyn Abramson）和蘿倫・艾洛伊（Lauren Alloy）進行的經典實驗將焦點著重於人感知自身環境時的準確程度，在各種試驗情境中有計畫地改變受試者真正握有的掌控能力。不同情況下，受試者的反應

（按下按鈕與否）對環境後果（綠燈亮起）的控制程度不一。有趣的是，煩躁的受試者（心情很差，並且表現出其他憂鬱的徵兆）執行這個任務的表現優於一般受試者（心情正常）。心情正常的受試者比較容易高估或低估自己對燈亮與否的掌控程度。[7]

亞伯蘭森與艾洛伊的研究被稱為「憂鬱現實主義」（Depressive Realsim），其成果激發了其他大多很精密的實驗，證明心情低落能以各種方式令思考變得更周慮、更清晰。[8] 二〇〇七年，澳洲心理學家約瑟夫・福加斯（Joseph Forgas）的研究發現，人的辯證能力會因為心情受到短暫影響而改變。心情被弄差（透過觀看十分鐘有關癌症致死的影片）的受試者針對調漲學費或澳洲原住民土地權利等標準化議題所發表的言論，比心情好的受試者更具說服力。後續分析顯示，心情差的人較具說服力的關鍵原因在於他們的論點中含有較多具體細節。[9] 在別的實驗中，福加斯和同事證明了心情低落會帶來多種不同的好處。它會增強記憶表現、減少誤判、讓人稍微比較能看穿別人的謊言，還會促成更有效的人際互動策略，例如有求於人時的禮貌態度。這些迥然不同的效果會集結在一起，原因似乎是壞心情——至少是常見的那種——會令人更謹慎、更存疑、也更仔細地處理從自身所處環境所得到的資訊。[10]

憂鬱現實主義這個極具爭議性的假說也屢遭抨擊，這並不令人意外；而學界為了找出可能觀察到這個現象的時機，也有計畫地持續投入心力。[11]但是，「壞心情會強化認知功能」，這一點就應該會讓人停下來思考，我們說的心情「正常」到底是什麼意思。如果心情不好的人偶爾可以很準確地感知世界，那麼心情「正常」而健康的人或許就和現實有點脫節了。至少有一些資料指出，心情正常的人可能常出現正向錯覺、過度自信、無視錯誤的現象。[12]

爭辯討論情感的功能，可能是頗為困難的事。有一些假設性的情感功能要經過長時間才看得出來，幾乎不可能透過實驗產生明確的測試結果。以這兩個假說為例：（一）心情低落會幫助人放棄無法達成的目標，所以（二）我們的下場會比較好，這是放手的結果。測試這個假設性的事件鏈，需要取得相關資料、了解人在現實生活中想要達成的目標有哪些，也需要有能力評測人長期的適應狀況及幸福感。一項針對加拿大青春期少女進行的非實驗研究做到了這點，這個研究以十九個月的時間收集到四波目標與憂鬱症之間關係的長期追蹤資料。有憂鬱症狀的少女所回報的資料顯示，她們有隨著時間逐漸放棄目標的傾向，這與第一個假說相符。在一般人的刻板印象中，無所事事的少女在房間裡聽著 iPod 生悶氣，看起來可能並不像是在重建心理健康。但其實研究結果符合假設，放棄是一種正向發展：逐漸放棄目標的少女最後狀態比較好，後來的評估顯示她們的憂鬱程度較低。13

心情低落會帶來效益，隨著證明的資料愈來愈多，我們對於它不只有一種好處也不應感到訝異。適應作用具有多功能的特徵，在人體的其他部分也看得到，眼瞼就是一個例子。閉上眼睛能保護雙眼免於異物或強光傷害。每幾秒鐘眨一下眼睛，能把淚水送到角膜，保持角膜濕潤。在睡眠時保持眼瞼閉合，能保護眼睛並預防乾眼現象。眼瞼能改善健康，因為它們帶來的好處很多。

「心情低落可能具有多種功能」，與這個概念互相呼應的顯著事實，是心情低落確實會由完全不同情況引發。能夠引發低落心情的刺激包括離開群體、搬到陌生的環境、無法脫離緊繃局面、摯愛的人死去、缺乏食物來源、身體長期疼痛，14 以及社交挫敗等……。15

人面臨危急狀況、需要謹慎評估眼前的難題之時，就是低落心情在人類身上受到充分測試的時刻。提起這種情況，我們或許會想到新郎在婚禮上被放鴿子、忠誠的員工突然遭到開除，或是父母有小孩死去。如果我們一定要找出心情低落在這些不同情境中所具有的相同功能，那就是它提供一層情緒的防護，讓人有空間停下來分析問題出在哪裡。在這個模式下，我們會停下自己手邊的事，評估狀況、吸引他人；如果有必要的話，也會改變行為。

幻想一個沒有低落心情的世界是無意義的舉動。低落的心情以某種形式存在於各種人類文化中已有成千上萬年。[16]有個方法可以知道低落心情為何會帶來持久益處，就是仔細思考，如果我們無法感受這樣的心情，情況會是什麼樣子。一如無法感受焦慮的動物早在很久以前就被掠食者吞下肚，我們和其他動物若是無法感受悲傷，便可能會出現草率的行為，並且重複犯下代價慘重的錯誤。身體的疼痛教會孩子避開炙熱的火爐、精神上的痛苦教會我們帶著應有的謹慎，在人生暗藏的崎嶇險境中前行。[17]

作家李・斯金格（Lee Stringer）在描述他的重度憂鬱症時，用很文藝的措辭表達了前述概念：「也許我們所謂的憂鬱症根本不是疾病，而是某種警訊，有如身體的疼痛那樣警告我們某個地方必定出了問題；也許我們該停下來好好休息，多久都可以，並且專心做那件我們沒有想過要做的事，亦即豐富我們的靈魂。」[18]

斯金格的經驗提醒了我們，低落心情令人不快或不吸引人的那些面向並不一定要與其效益相違。心情低落的人會責怪並批判自己，不斷在腦中扭轉出錯的狀況，並且對未來悲觀。這些特徵雖然令人不自在，卻也可能很有幫助。深刻體認已經出錯的地方並了解怎麼做會導致錯誤再度發生，可以幫助人在未來避開類似的壓力源。套句心理學家蘭多夫・尼斯（Randolph Nesse）簡明扼要的話，低落心情的這些特色「儘管會讓痛苦延續，卻也同時能避免大難發生。」[19]

心情低落的壞處

心情低落可能帶來的好處有助於解釋其持續存在的原因。但只要有任何理論宣稱某項特徵向來都很有益處及適應性，我們都應該保持存疑。心情低潮期可能會造成弱點，行為弱點（behavioral vulnerability）即是其中最顯著的弱點之一。什麼都不做也可以很危險；久而久之，持續毫無動作可能會提高被掠食者捕食的風險。機會之窗或許也會關上。

此外還有潛在的認知弱點。重度憂鬱的人有辦法產生扭曲程度相當驚人的想法，而這些想法似乎與憂鬱的現實主義完全對立。我們很難看出來人可以從「我是惡人」、「全世界的罪孽都是我犯下的」或者「我想我全身的器官不斷從裡爛到外」等錯亂的想法中得到什麼好處。[20]

這類扭曲的想法可能會引發看似具有自殘傾向的古怪行為。弗倫克・彼得斯（Frenk Peeters）博士憶起一名被介紹到其精神病小組接受評估的女性。小組成員認為她急需幫助，聽到此專業見解後，這名女性承認自己需要治療，但她無法展開療程，因為付不起治療費用。她的說法很奇怪，因為那並非實情：她的財務狀況很好。然而她因為妄想自己很窮而不斷拒絕接受治療。[21]

重度憂鬱症患者經常抱怨自己無法好好思考。「我覺得我的大腦就好像一團原生質，」有一則生動的描述開頭是這麼說的，「裡面嵌有微小的電路，其中有些電線一直短路，在我腦中迸出小小的火花，留下鬆脆毀壞、冒著煙的神經元區塊。」[22]神經心理學在這方面有一個術語，叫作「執行功能」（executive funcitoning）。這個術語可能會讓人想到的畫面是有個穿著體面的小人住在腦袋裡，不過它所指的其實是一系列涉及心智控制的基本認知能力，其中包括讓資訊持續存在於工作記憶中（亦即你剛剛才在會議中認識的人的名字），以及同時處理一件以上事物（發表演說並注意在場聽眾的表情，以理解其反應）。有研究發現，重度憂鬱症可能會減弱執行功能的幾個面向，這個結果與臨床報告及病患本身的感覺相符。[23]這種弱化現象會透過工作或學業上的專注力減弱而展現出來，而它通常就是讓最頑固的病患也不得不接受治療的原因。

對於低落的心情會在何時何地帶來壞處，我們還沒有詳細的了解。而且，對於低落心情同時具有的好處與壞處，曾經嘗試調和相關證據的科學家也非常少。[24]憂鬱症的爭論大多分成兩大彼此排斥的陣營，分別是主張憂鬱症有益的一邊，和主張憂鬱症有害的一邊。[25]現在我們應該要把這兩個陣營團結起來、縮小兩者之間的歧異了。

淺度與深度憂鬱

心情低落有不同的解讀方式。這個基本原則適用於憂鬱症的所有面向，包括憂鬱症好處與壞處的相關討論。心情低落可以持續數分鐘到好幾年，有可能幾乎察覺不到，也有可能嚴重得讓人痛苦至極。為了討論這個主題，我把心情低潮區分成兩種，比較溫和的一種被我稱為「淺度憂鬱」（shallow depression），而會造成嚴重後果的心情低潮為時長久且影響深遠，我稱之為「深度憂鬱」（deep depression）。我把「深度憂鬱」一詞保留給嚴重程度超過現今憂鬱症發病診斷門檻的情感障礙，這類情感障礙伴隨五種以上的症狀，並且持續至少二週。

調和低落心情的好處和壞處，有一個方法是聚焦於嚴重程度：淺度憂鬱是可以適應的，反之，深度憂鬱是一種適應不良的疾病。事實上，不接受低落心情具有演化效用這個觀念的批評者，自然都會把關注焦點集中在嚴重的憂鬱症案例，也就是躺在床上虛弱無力、無法工作或上學的患者。[26]像這樣的病例必定展現出了某種疾病或缺陷，不是嗎？

我們應當對此存疑，有一個原因是，即便是深度憂鬱者在執行認知作業時，表現也偶爾會比健康的人還要好。舉例來說，在控制條件下，研究人員設計了一項順序決策任務，以模擬現實生活中雇用員工的決策情境（從數名應徵者中挑選一個秘書）；住院的深度憂鬱病患所決定的人選，大多比健康的參與者和正在從憂鬱期當中恢復的患者所選出來的還優秀。[27]儘管這樣的結果很罕見，但它們指出一件事：按照憂鬱程度來調和其好處壞處，會造成問題。

基於低落情緒的嚴重程度來調和其適應價值，之所以可能會無效，還有其他原因。首先，要分析出患有「憂鬱這種病」的子群體和其他人有什麼不同，是很困難的事。這讓我們回到了缺陷模型的一個大問題上：還沒有人找出憂鬱症的基礎，即心智或大腦中那個導致深度憂鬱的根本缺陷。舉例來說，遺傳學界發現一連串造成誤導的線索之後，逐漸放棄將許多或大多數憂鬱現象歸因於某一個特定基因的研究方法。[28]神經造影、內分泌學、認知等研究方法也處於類似的狀態：儘管有一些值得深究的猜測，卻還未找出任何明確的憂鬱成因。

即便我們停止尋找直接成因，並且專注於研究風險因素，在深度與淺度憂鬱之間找出明確區別的難題依然存在。「風險因素」是會提高事件發生可能性的變數，例如年齡就是罹患失智症的風險因素。針對深度憂鬱的風險因素所做的研究揭露了許多趨勢。我們知道，缺乏社會支持、面臨高度環境壓力、睡眠習慣不佳或者生性多慮的人都比較有可能產生深度憂鬱。然而，這些風險因素並不會讓我們比較容易分析出造成深度憂鬱的病程，因為同樣的因素也會提高人產生淺度憂鬱的風險。[29]淺度與深度憂鬱的風險因素相同，表示我們研究的主題——情感——會隨著一股連續的力量產生變化。如果無視這一點，結果就像氣象預報員改用不同的模型分別預測溫暖及炎熱的日子，而不是考量可以用來觀測溫度的普遍因素。

重要的是，以一致的方法探究情感，正符合我們對憂鬱症流行病學所知的一切，特別是心情低落並沒有時間限制這一點。對數千人進行的大規模長期研究持續證實，程度低淺的憂鬱現象是嚴重深度憂鬱的前兆。確切地說，在多數情況下，發展出深度憂鬱、使得健康嚴重受創的人，都是從淺度憂鬱開始的。[30]同樣地，在深度憂鬱期結束後，病患即使接受治療，也通常會持續為淺度憂鬱期（殘留的症狀）所苦。[31]以週為單位針對憂鬱症進行的大規模研究也證實，淺度與深度憂鬱經常來回轉換。[32]一個人在一次憂鬱症發作期當中（一般來說，一次為期大約六個月），也許會經歷五到六次這樣的轉換。[33]如果說每一次轉換都是一次適應狀態及發病狀態之間的轉移，這並不合理。

一如輕度的緊張不安與令人無法動彈的嚴重焦慮、或者輕度疼痛與極度劇痛所經歷的適應作用並無不同，深度憂鬱也沒有個別的演化詮釋。一旦產生了對淺度憂鬱的感受，深度憂鬱這種強烈的變體就會出現，這是無可避免的。我透過一種較為一致的研究方法來探究深度憂鬱的流行現象。我會提出兩套影響心情的因素，分別是導致許多人容易陷入長期淺度憂鬱的因素，以及會讓淺度憂鬱惡化的因素。

持續變化的適應作用本益比

正如本章開頭所言，無論哪種適應作用都是利弊兼具，我們必須概括承受。適應作用帶來的好處有可能出乎意料地脆弱，比方說它們可能只有在動物處於其典型的生活環境時才能派上用場。在濃密的原始林中，一聞到野狼氣味就僵住不動的鹿比較不容易被擅長偵測動作的掠食者看見，以前和現在都是如此。鹿演化出了一發現危險徵兆就靜止不動的行為。然而，我們只要想想僵在車頭燈的燈光中動彈不得的鹿，就會明白即便是一般來說很有用的行為，也不是在所有環境中都適用。汽車的出現增加了鹿的僵硬行為所衍生的壞處，尤其是生活在市郊、無需躲避野狼的鹿。

有一個我們多少比較能體會的例子，就是人類在可以取得高熱量食物時，通常會選擇與食用它們。從歷史上來看，這種傾向帶來的好處多於壞處，因為在整個演化的過程中，飢荒的威脅幾乎始終存在。大量儲存食物熱量所衍生的壞處和對油膩食品的偏好，是到了食物充裕、隨處可見速食店點餐車道的現代環境中才顯現出來。這種特徵助長了人類肥胖流行的現象，以及罹患糖尿病等肥胖相關疾病的機會。[34]

在精神病的症狀中，也已經證實有類似的「不協調」情境。有人提出，焦慮現象之所以會經常出現，是因為我們演化過後的焦慮生產機制與現代的刺激不協調。在我們想要為明天那場重要的業務報告做最後潤飾時，一股強烈的「戰鬥還是逃跑」反應——在熱帶莽原上發現正在追蹤獵物的獅子時很有用——會擾亂我們的思緒，令我們緊張萬分，無法入睡。[35]隨著誘發焦慮的刺激改變，過去能夠拯救我們的反應到了今日則可能會危害我們。

接下來的章節要討論心情低落和焦慮、痛苦等其他心理能力相似的地方，這些心理能力都是重要的即時防禦措施，用來對抗威脅與傷害；我們也要討論心情低落與一些潛在弱點的近似之處，這些弱點以會嚴重妨礙健康的焦慮或疼痛症狀存在。如果我們假定心情低落是一種向來只有壞處（在某種程度上）的適應作用，[36]就可以提出這個問題：在我們當代的環境中，心情低潮期帶來的壞處是不是變多了？[37]

雖然本書並不是關於憂鬱症歷史的著作，但近代歷史可能為情感設下了不理想的環境，這點很值得我們細細思考。在接下來的章節中，我會說明一些現象，解釋目前環境的情勢可能會對情感系統造成的弱點。這些情勢包含幾種可能性，比如引發情緒低落的刺激出現變化（並且變得更難消除），以及我們面對悲傷的態度有所變化（回應的效力變差）。甚至還有一種可能性，是我們對快樂的期望有了大幅改變，而期望在升高的同時卻諷刺地令低落心情比以往更難以承受。

在思考心情低落的本益比是否有了轉移之際，我們很容易忘記智人出現是最近的事情，也很容易忘記，相較於天擇的緩慢，歷史改變的速度在智人出現後變得極快。想想看，智人存在至今只有數十萬年，在哺乳類的三億年歷史中只占了極小部分（相對來說，人類出現得很晚）。在演化的時序上，我們是最後一刻才現身的不速之客。

歸根究底，是環境的特性對特徵造成了擇汰壓力（也就是說，如果出現冰期，具有耐寒特徵的生物比較可能會存活，並且將基因傳遞下去）。關鍵的是，以前人類所存在的環境，幾乎全都和我們現在居住的環境迥然不同。有一個合理的看法是人類以狩獵採集的方式生活（以及演化）的時間，比其他生活方式都還要長了上千倍。雖然採集狩獵者的世界不可能鉅細靡遺地重現，但毫無疑問的是，在生成我們情感系統的背景中，人生很短暫（人的平均壽命是三十歲），而且隨時存在各種生存威脅，無論是飢餓、病死、掠食，還是戰爭。演化心理學家約翰・圖比（John Tooby）和勒妲・科斯米德絲（Leda Cosmides）對此做出了很貼切的總結：「這個擁有道路、學校、量販店、工廠、農莊，以及民族國家的世界，對你我而言再熟悉不過；但是在我們的全篇演化史上，它只不過持續了一眨眼的時間。」[38]

儘管我們人類還在演化（消化乳汁與抵抗瘧疾的能力都是最近才有的），但演化的速度絕對無法跟上人類環境變化激烈而迅疾的腳步。農業的歷史大約只有一萬年，工業革命也是大約二百年前才開始的。[39]此外，我們還可以輕易舉出一連串在更近的時期改變了日常生活的革新，包括電話、汽車，還有電腦。由於天擇進行得很緩慢，所以如果我們的心理適應作用能全能配合後工業化的生活，那就是奇蹟了。

嚮往單純的狩獵採集時代是很輕鬆，但是若要了解當代憂鬱症流行的現象，我們需要回溯演化的歷史並思考感受憂鬱的能力是如何產生的。做到這點很困難，不只是因為我們沒有時光機器，也因為像情感這樣的心理適應作用不會留下化石遺跡。憂鬱症有深遠的演化根源，理解這點最好的方法是檢視全部動物都同樣具有情感的證據。我們要考量其他動物也可能會憂鬱的跡象。在這麼做的時候，我們必須克服人類向來反對其他動物也有情感的（愚蠢）傾向。

第三章
其他物種對我們透露的憂鬱症資訊

歐利的姊妹被送走後過了六天，歐利還是不肯吃東西，甚至對點心也興趣缺缺。主人拿著一隻襪子在牠面前搖晃，想和牠玩牠最喜歡的拔河遊戲時，牠只是目光空洞地呆看著。門鈴響了，歐利沒有吠叫，也懶得去看看是誰來了。

這是不是憂鬱症？

動物會憂鬱一事向來不為學界所接受。笛卡兒提出二元理論，突顯了人類與其他物種之間的巨大差異，此後笛卡兒派的思想家便一直主張其他動物僅僅是會自己活動、毛茸茸的玩意兒罷了。對其他物種具有複雜內心狀態一事存疑的心態甚至持續到了二十一世紀，棒子由行為學家交給當代神經科學家，最後又傳到文化心理學家手上。行為學家意欲將所有關於動機的見解從科學界排除，當代神經科學家接受基本的動機說，但不包括像動物情感那樣模糊難解的概念。文化心理學家則完全不接受動物會憂鬱，但是不接受的理由和前人不同；對他們來說，憂鬱是一種人類共有的默契，是一種以人類的言語和行為定義出來的歷史產物。

情感科學試圖反駁這些看法。歐利確實是憂鬱的，我們也知道牠為何無精打采。失去固定玩伴是一種對社會資源的嚴重打擊（特別是對具有高度社會性的動物而言）；這件事顯示出失去其他事物的可能，以及對未來的不確定感。最好還是窩起來等待，至少暫時先這樣。

與我們同屬哺乳類的動物，無論是老鼠、貓咪還是蝙蝠，都為動物界中的憂鬱現象提供了最令人信服及最引人注目的證據（見下頁圖）。高昂與低落的心情讓這些動物得以在其環境中追蹤機會和資源；在一個不斷變化的世界中，人要執行什麼行為，情感能力是不可或缺的。這種能力同樣存在於其他脊椎動物身上——鳥類、蛙類及魚類，牠們鐵定會憂鬱——這個看法絕對禁得起討論。[1]無脊椎動物的行為能力較單純且彈性較小，牠們最多只具有整體向性，即情感的前身；舉例來說，變形蟲會朝向養分梯度移動。基於這些原因，我們不會討論歐利身上的跳蚤有沒有憂鬱症。

哺乳類的憂鬱現象涵蓋各個階段，從相對短暫及溫和的淺度憂鬱到嚴重且長期的深度憂鬱都包含在內。為了判斷歐利的反應落在這個範圍中的位置，我們需要像針對人類患者一樣，對其憂鬱行為的數量、強度及持續時間進行仔細評估。

官方出版的《精神疾病診斷與統計手冊》（現已出版至第五版，縮寫為 DSM-5）是一個很好的著眼點，手冊中列出了構成憂鬱症診斷要素的九個症狀。人類的判斷標準大多亦可輕易地用來分析狗的行為：

這份清單所列的症狀中，難以被

人類症狀	歐利的表現
心情憂鬱	垂頭喪氣的姿勢
對事物失去興趣及愉悅感	減少玩樂，對食物與交配興趣降低
睡眠不安穩	睡眠減少，夜裡焦躁不安
罪惡感	（缺）
缺乏活力	散步時精力變低；不願意取物品
心理動作產生變化	動作變慢
精神無法集中	缺乏專注力；不願意表演老把戲
體重或食欲改變	食量變小，體重變輕
有死亡及自殘的想法	（缺）

用來為歐利進行評估的只有過度的罪惡感及自殺傾向，因為這兩項極其仰賴語言表達。否定其他物種會出現憂鬱現象的人自然會把爭論焦點集中在罪惡感等以語言為基礎的症狀，以及在家庭寵物身上對這些症狀進行評估時，顯然會有的困難。你養的貓可能會因為自己是不盡責的壞母貓而表現出悔恨之意，這個想法或許看似可笑，但即便如此，科學家也在爭論，除了人以外的哺乳動物是不是可能具有某些表現懊悔的方式。[2]

一如我在第一章所言，低落的心情存在於用來描述它們的語言之外。以幼兒園的孩子為例，他們對罪惡感與情感沒有細微的理解，要將自己的這些內心狀態說出來通常會有困難。然而不幸的事實是，六歲的小女孩和小男孩有可能極度憂鬱，而且學齡前兒童確定罹患憂鬱症的情形甚至逐漸增加，比例是百分之一到二。[3]同樣值得注意的是，生活在不同文化環境中的人，對於罪惡感或情感這類概念的理解會極度分歧。在大溪地沒有「罪惡感」這個詞，這重不重要？[4]儘管用以表示憂鬱症這種情感疾患的詞句可能會因地方而異，但不管在大溪地、或是DSM小組研究過的國家，都可見到憂鬱症案例的相關紀錄，包含伴隨憂鬱症而來的行為及身體變化。[5]最後，DSM5並不強調一定要有以語言為基礎的症狀。要做出「重度憂鬱發作」的診斷，這些症狀都不是必要的。

除了官方所訂的人類憂鬱症症狀外，貓和狗還會表現出許多沒有經過正式認定，但與人類憂鬱症患者特徵十分符合的徵兆。和貓狗一起生活的人都知道，貓狗要是試探性的行為減少、長時間躲在床下、對自我整理與自身衛生漠不關心（透過減少理毛或減少使用貓砂盆反映出來），都表示有地方出了問題。[6]

貓狗與人類憂鬱症的相似處也不只存在於外表。與人類憂鬱症特徵相符的荷爾蒙變化，包括類固醇荷爾蒙的分泌增加與免疫系統某些部分的活動減少，在從表現出憂鬱行為的貓或狗身上抽取的生物檢體中都顯而易見。[7]檢驗這些貓狗的二十四小時生物節律（又稱晝夜節律）後，我們發現每日體溫節律與醒睡週期都產生了和人類憂鬱症患者同樣的變化。[8]雖然針對貓狗做的神經造影研究相當少，現有的證據顯示，透過腦波圖測量出來的腦波變化模式中，貓狗與人確實有極度相似之處。[9]有相似之處，應是意料中事；貓和狗等哺乳類和我們一樣具有脊椎動物的大腦組織，並且受同樣的神經傳導物質系統支配。對於否認動物存在憂鬱症的人，我想請他們從與人類憂鬱症相關的那些頑強生理現象中，找出任何一項其他哺乳類物種所沒有的。

寵物飼主所描述的內容，也深刻表達出他們想要了解自己最喜愛的同伴為何會顯得沮喪；沒有活力；不願進食、喝水或玩耍，並設法為寵物尋求幫助時的挫折感。在網路討論區，我們可以找到許許多多心急如焚的飼主發表的文章：

我確定我的狗有憂鬱症，牠完全失去神采了！去年夏天我們離家一個星期，把牠和我們的女兒留在家裡，從那之後牠就和以前不一樣了。當時我女兒出門幾個小時，把狗留在院子裡。大門被風吹開，狗跑出去，不見了幾小時，還被車撞（但沒有受傷）。我們帶牠去看過獸醫了，完全沒問題。但牠動作還是很慢，也不是原來的牠。牠不再會到門口迎接我們，而且如果我不叫牠起來、帶牠出去尿尿的話，牠就會整天待在床上……

發文者：瑪莉娜，發文時間：二〇〇九年三月七日，晚上十一點三十六分二十八秒[10]

要對寵物重度憂鬱症真正的範圍取得流行病學上的見解很困難，特別是因為寵物無法自我診斷。我們低估了寵物的憂鬱症，這點幾乎毫無疑問，因為連人類的憂鬱症都沒有得到足夠的正視與治療。小動物的精神問題時常遭到輕忽，所以寵物憂鬱症很容易在不知不覺中發生。二〇〇七年，禮來藥廠決定提出請求，讓美國食品暨藥物管理局（簡稱食藥局）核可一種專門給寵物服用的咀嚼型百憂解，《財富雜誌》便把該舉動諷為當年企業界最蠢時刻的第二名，文中寫道：「感謝老天。自從阿福把自己的毛染得烏七抹黑，還開始聽史密斯樂團的歌以後，我們就擔心得要命。」[11]

除此之外，診斷上也有很大的挑戰。了無生氣、體重減輕、對進食、喝水及社會活動提不起興趣，甚或產生睡太多的傾向，這些憂鬱症的症狀都與一些已知的動物疾病症狀很相似，獸醫必須進行徹底的檢查才能將潛在的健康問題排除。最後，應在何時著手治療也很難斷定。憂鬱症發作要到多嚴重的程度，才有必要插手介入？在這方面，寵物就和幼兒一樣，牠們無法自行尋求治療或讓我們一窺其情感生活。我們必須就我們所知做出最好的推測，判斷怎麼做對牠們最有利。

不過，獸醫將人類的抗憂鬱藥物開給憂傷的寵物做適應症以外的使用，已經有幾十年了。[12]這些藥物有用嗎？很難說。我有豐富的人類憂鬱症臨床試驗資料，但是貓狗的卻很少。此外，各藥廠直到最近都沒有興趣針對小型動物市場進行成本高昂的臨床試驗。（唯一的例外是Reconcile，即前述之咀嚼型百憂解，已通過食藥局核准，可用來治療動物的分離焦慮症。）[13]我們的獸醫資料由許多臨床知識匯集而成，自然是很主觀，但足以顯示，狗、貓、馬服用人類的抗憂鬱藥物時，藥物只能發揮部分療效——就和人類服用的結果一樣。[14]

如果傳聞與臨床證據還無法說服你，其他哺乳類也會展現出各種心情低落的狀態，那還有更多方法證明。首先，我們可以來看看針對憂鬱症的「動物模型」所做的大量神經科學研究。

暗室：憂鬱症的動物模型

憂鬱症的動物模型非常多樣。這有部分是因為大腦和中樞神經系統極其錯綜複雜，也有部分是因為現代神經科學的專業程度極為驚人，橫跨了遺傳學、功能性及結構性腦造影術、細胞生物學等多種不同的領域。因此，憂鬱症並沒有一種各方一致認同的動物模型。神經科學家經常為研究典範之間的競爭苦惱不已，他們認為這象徵著他們的領域太混亂了。[15]但是從另一個觀點來看，有多樣性是很正常的。如果心情低落在不同的情況下有其用處，我們便會預期有許多試驗方法能提供可用的憂鬱症動物模型。

有幾個試驗激發了這項研究，但閱讀相關內容時，我們可能很難不感到渾身不舒服。為了做出憂鬱症的模型，科學家必須刻意將動物暴露在災厄中。這些畫面可能令人看不下去，但也顯示出其他物種與我們人類身上的憂鬱性格。

最不令人難受（但仍然不好受）的動物試驗相當短暫，而且集中在一種容易測量的憂鬱相關行為上。在開發新藥的篩選階段，動物試驗被廣為使用，以幫助藥廠決定手上的數千種化合物中，哪一種可能具有人類抗憂鬱藥物的臨床效用。這些模擬憂鬱行為的試驗被當成一種工具，能更有效從動物身上找到與人類憂鬱症有關的基因或荷爾蒙變化連結。透過動物試驗執行的科學研究已經有數千項了，藥物研發人員顯然認為其他動物也可能會有憂鬱症。

「尾部懸吊試驗」簡稱「尾部試驗」，它就是一種這樣的試驗。16 試驗中，小鼠頭朝下、尾巴朝上地懸吊起來，通常為時六分鐘。小鼠掙扎的時間和拉扯的力道及方向都會受到測量。

尾部試驗的立論是，齧齒動物被置於無法逃脫的緊張狀態下時，起初會出現以逃脫為導向的動作，最後則會逐漸形成靜止不動的姿勢。[17]這個試驗展現出情感系統能讓動物停止努力嘗試，有時候很快就會達到效果。小鼠被人從尾部懸掛，牠的目標是逃離這個令牠很不舒服（腦充血造成血流力學上的壓力）而且極度陌生的處境，但牠逐漸了解到自己的動作無法達成逃脫的效果。最後靜止不動的姿勢就是情感系統在不可能實現目標時，迅速減少努力嘗試而產生的。我可以向你保證，如果你被人從天花板倒吊，你的情感系統也會做出同樣的決定。以這樣的姿勢持續猛烈掙扎只會加快疲勞和昏厥的速度，最終促成死亡。

另一種廣為使用的動物試驗是強迫游泳試驗，也稱為波索特試驗（Porsolt Test）。[18]小鼠或大鼠在試驗中被人反覆丟入裝滿水的圓筒內，這是透過試驗創造出來的另一個不可能逃脫的情境。被投入圓筒後，小鼠起初會奮力游動，然後逐漸停止掙扎，在水中漂浮，鼻子冒出水面，只做一些小動作來讓鼻子保持在水上。反覆被浸入水中數次後，小鼠停止動作的速度變得很快，在試驗時間中所占的比例也增加了。一如尾部試驗，小鼠之所以靜止不動，最簡單的解釋就是情感系統迅速向下調節努力嘗試的程度，以保留精力來面對一個無法達成的目標。在強迫游泳試驗中，停止掙扎看來是非常明智的舉動。在可以漂浮的狀況下，持續掙扎可能會加快疲勞和溺斃的速度。

除了顯示出小鼠減少努力的情形以外，科學家透過這些試驗還塑造了什麼模型？埋頭於生化傳統中的試驗開發者認為，試驗結果可以用來解釋深度憂鬱；他們臆測深度憂鬱是一種身心運作的衰竭現象，也就是疾病。在這些試驗中，能延長逃脫相關行為的藥物，則被視為治療臨床憂鬱症病人的可能新藥。19 事實上，一隻齧齒動物事先接受某種已知的人類抗憂鬱藥物治療後，我們可以預料到，比起其他接受安慰劑治療的動物，牠堅持的時間絕對會更久，更不會放棄逃脫導向的行為。

當然，「如果抗憂鬱藥物改變了某種行為，那麼使用者必定患有臨床憂鬱症」的推論絕非無懈可擊。抗憂鬱藥物會影響許多與憂鬱症無關的行為；這些藥物也被用來治療人類的慢性疼痛、強迫症、飲食失調症及其他疾病，科學家也證實，它們甚至會對健康、無憂鬱症的自願服用者造成行為上的影響。20

說到底，我們若要了解，科學家透過這些試驗塑造出什麼模型，就必須先提出一個比較概括的哲學問題：掙扎一定就是健康的徵兆嗎？在文化上，我們一直被教導，一隻小鼠或一個人在不可能成功的狀況下持續掙扎，是崇高的表現。薛西弗斯不斷把岩石推到山頂上，最終只是讓它再度滾落。由於沒有資料可以證實反覆不斷的行為一向都具有適應性，所以我傾向贊同與其相反的看法——試驗中那些齧齒動物的情感系統所做出的靜止反應很可能比持久的掙扎還要健康。靜止下來必定能幫助動物在這些形勢下生存得更久。如果是這樣的話，抗憂鬱藥物基本上是在壓制一種具有適應性的反應。所以在臨床上，有一個棘手問題尚未解決：抗憂鬱藥物可以減輕症狀並帶來其他好處，但會抑制我們的天性，這個過程的代價要如何衡量？

這些試驗雖然能告訴我們一些關於情感系統的細節，卻不能當成深度憂鬱的完整模型，因為它們過程太短了，最關鍵的壓力源階段最多只會持續十五分鐘。在一般的說法中，我們可能會在日子非常不如意時說自己「很鬱悶」。但我們在真實情況下談到臨床意義上的深度憂鬱時，憂鬱的心情是持久的：這些心情要耗費數週的時間生根，通常必須花上遠比這還要久的時間才能根除。這些齧齒動物試驗所誘發的，其實是淺度憂鬱。試驗結果也符合這個解釋；壓力源消失後，對動物行為與生理的影響也很快就不見了。

有意思的是，這與我們在人類身上刻意誘發輕度憂鬱狀態時所見的情況相符

（只是透過比較不會引發負面道德觀感的手段進行）。舉例來說，科學家設定試驗內容時，讓受試者在實驗室中的任務注定失敗，像是必須解開根本無解的字謎，由此我們可以預料到，大多數受試者會描述自己感覺很差，並露出沮喪的表情，又也許會在胡亂試了幾分鐘之後完全放棄。在事發當下，這些心情低落的狀態都是真實的，而且充滿了失敗後的嫌惡感和沮喪。然而這些狀態消失得很快；受試者好端端地離開，我們也沒有理由認為試驗過程會產生任何持久的影響（即不會出現和字謎相關的惡夢）。

從人類與齧齒動物的研究資料，我們可以得知，至少在平常狀況下，一項挑戰結束後，向來正面積極的情感系統通常就會自我修正。情感轉瞬即逝的特性會讓人大感訝異。想一想看電視新聞時的情形吧——殘酷、揪心、看似難以忘記的影像，例如一個餓死的孩童全身停滿蒼蠅的情景，可以在電視關掉後就從我們的意識中逐漸消失，這應該會令人覺得窘迫不安。但這種情況也點出了一個明顯的問題：如果情感系統的彈性這麼大，那麼動物（以及人類）如何陷入深度憂鬱中？

其他物種的深度憂鬱

在尋找更精確可靠的動物臨床憂鬱症模型時，神經科學家發展出了一些研究典範，能在試驗對象身上模擬更持久且穩定的壓力。這項成果自然將我們帶入了更黑暗的境界，受試動物要承受無法預測、嚴苛甚或持久的壓力源。

這種做法中有一個里程碑，是心理學家馬丁・塞利格曼（Martin Seligman）領導的研究。他和同事在一九六〇及一九七〇年代設計了針對多個動物物種的「習得性無助」研究。[21]他們的試驗對象有許多是狗，這些狗會遭到電擊；在一般的試驗中，牠們會被電擊六十四次，每次持續五秒鐘，關鍵要素在於那些電擊都是無法避免的。多數遭電擊的狗呈現出的症狀，我們在人類憂鬱症患者身上也看得出來，包括比較不會感到飢餓、體重減輕、活動減少，睡眠也變少。此外，遭到無法避免的電擊也降低了這些狗在面對可避免的電擊時學習躲開的能力——試驗的下一個階段對此做了測試。被電擊而無法躲開的狗，我們稱之為「無助」，牠們只會被動忍受電擊，等待電擊結束，即便是後來可以躲開電擊了也一樣。這些行為看起來和臨床上明顯患有憂鬱症的人類病患很類似，如我們所見，人類病患對於環境中能夠產生的變化效果非常悲觀，也通常都堅持相信，再怎麼嘗試也不會有用。更重要的是，有別於尾部試驗及波索特試驗，遭到無法控制的電擊後產生的影響，在試驗情境之外仍會存在，甚至持續到兩、三天之後。[22]

不過，二到三天還是比深度憂鬱的歷程來得短暫，深度憂鬱會持續數週、數月，有時候則是數年。一個人若持續處於無法預測的逆境中，直覺上便可能預期自己會經歷較長的憂鬱時期。同樣地，一陣無可避免或無法預測的壓力，對情感的傷害應該要比隨時間累積下來的好幾陣壓力來得小。就如同被老闆責備一次，絕對比不上每天都要應付老闆愈來愈多的無理要求、回家後要照顧得了罕見疾病的小孩、同時還要躲開討債電話。毫無意外地，事實證明了一連串不幸事件引發人類罹患憂鬱症的情形，確實比單一不幸事件還要嚴重。[23]

這種模式與我們直覺的預測相符，也同樣出現在別的哺乳動物身上。保羅・維爾納（Paul Willner）與同事檢測了無法預測的壓力在延長時間後對大鼠造成的影響，方法是養成懲罰的例行程序，並且維持很多個星期。這些「慢性溫和壓力」實驗中的大鼠遭遇的壓力包括週期性地被剝奪食物與飲水、好幾個晚上沒有關燈的夜晚、籠子以四十五度角傾斜、與不熟悉的大鼠配對、籠子裡鋪的木屑被灑水弄濕、被間歇性的吵鬧聲音襲擊、暴露在寒冷中，以及日夜顛倒。經歷這種生活的大鼠會分泌較多壓力荷爾蒙，並且對極大的聲音等劇烈壓力的反應比較弱。有平常喜歡的含糖飲料可以喝時，牠們喝的量遠比沒有受到壓力的大鼠還要少。這些大鼠尋求愉悅的欲望也降低了，這是人類憂鬱症的一個主要症狀。[24]有趣的是，在慢性溫和壓力的例行程序中，壓力源的多樣化才是真正的關鍵。如果大鼠面對比較單純的例行程序，只有一或兩個壓力源的話，牠們就會習慣或適應這些壓力。

慢性溫和壓力的例行程序之所以是一個有力的憂鬱症動物模型，原因之一就是大鼠一旦被這種例行程序制約了，牠們對愉悅的追求便會減低達好幾個月。但是，如果連續數週將抗憂鬱劑施予承受壓力的大鼠，牠們對一系列不同獎勵就會恢復反應。[25]這種緩慢的進步速度和臨床上在憂鬱症病人身上觀察到的情況相符，他們一般都需要經過數週，才會對藥物治療產生反應。隨著大鼠情況好轉，牠們喝下的糖水比以前多，也更願意去那些以往曾讓牠們得到獎賞的地方（這種現象稱為「場地制約」），並且會更努力讓自己腦中的特定區域得到腦部電刺激；科學家認為強烈認為這種刺激和愉悅感有關。

有趣的是，並非每一隻經歷過慢性壓力試驗的大鼠都會顯示出持久的憂鬱症病徵。不過這並不代表這種研究典範存在重大瑕疵；在憂鬱症的其他動物模型中，動物的反應也有類似這樣的變異性。事實上，塞利格曼試驗中的狗在遭到無法避開的電擊之後，其中三分之一的學習情況都很正常。哺乳動物的憂鬱症並不是一種反射作用，所以產生變異是預料中的事。26 強度足以對幾乎所有動物造成長期行為缺陷的情境其實很少見，在實驗室或在現實生活中皆然。27 有一項針對大鼠的疲勞壓力所做的研究，讓受試的大鼠幾乎全部都產生了憂鬱跡象，但是這項研究使用的壓力非常劇烈，立刻就殺死了半數的大鼠。28

動物對在實驗室中施加於牠們身上的逆境會產生不同的反應，這件事揭露了情感系統一個很重要的特徵，而這個特徵也可以放到人類身上。我們若思考一些會強烈刺激人類情感系統的情境，例如面對威脅生命的疾病、結束一段長久的婚姻或者忍受嚴重的公開羞辱時，就會發現它們都留有空間讓個人產生不同的反應。要完全了解情感系統，就必須把這些生理、文化與社會因素納入考量；它們可以解釋一個人陷入與走出低落心情的難易程度，這些論點我會在接下來的章節繼續討論。

低落的心情與分裂的社會連結

為了塑造出其他物種的憂鬱症模型而做的嘗試，大多是對動物單獨進行試驗。這麼做完全是為了方便操作：相較於允許研究對象互動的試驗，對象單一的試驗實行、控制和詮釋起來都比較容易。更驚人的是，刻意誘發情感的人類試驗，大部分也都需要個別對受試者進行測試。可是我們把歐利的反應歸因於牠失去了姊妹，而且事實的確如此。儘管社會情境研究起來很複雜，它們就是激發情感最強烈的因素。

在其他物種身上觀察到的憂鬱現象中，最悲慘的那些或許就涉及了社交隔離所帶來的影響。哈利・哈洛（Harry Harlow）在一九六〇年代做了一些引發爭議的研究，在完全與社會隔離的環境下撫養恆河猴寶寶達六個月之久，其研究報告令人不忍閱讀。根據這些報告的描述，恆河猴寶寶在隔離期間顯得極度憂鬱，而且回到有其他猴子作伴的環境後，無法在團體生活中正常活動。[29]反覆發生的社交挫敗或身體的實際隔離，是促成低落心情的另一個強大因素。實驗顯示，如果一隻入侵的齧齒動物遭到一隻向來關在籠中、且意圖保護自己地盤的動物猛烈且反覆地攻擊，遭到攻擊的入侵者會表現出顯著的憂鬱跡象。[30]

在分離情境的觀察報告中，有一些最引人注意的資料來自野外，因為科學家可以在自然的環境下觀察社會連結對情感的衝擊。黑猩猩寶寶和其他猿類在與母親分離後，都會出現強烈且確實的連續反應。起初的一、兩天，小猿猴表現出反抗的跡象：會有一段時間激動不安、放聲大叫、悲鳴，而且無法睡覺。接下來則會有一段絕望的時期，小猿猴的活動力降低；姿勢蜷縮，甚至倒下；而且比較不會去玩耍、進食、甚至發出聲音。[31] 對一向住在一起的青春期猿猴所做的分離試驗則顯示，前述的階段並不只是嬰兒才會有：住在一起的青少年猿猴被分開時，會表現出同樣的反抗—絕望順序。[32] 這種分離後的反應順序在哺乳動物之間很常見，也常見於貓狗、齧齒動物、松鼠和人類的小寶寶身上。[33]

一如哈洛研究分離對猿猴造成的影響，兒童精神病學家約翰・鮑比（John Bowlby）也對人類的嬰兒做了類似的觀察。[34] 鮑比關注的主要是兒童如何產生依戀，而他的研究有一部分是透過檢視一些依戀關係遭到扭曲或破壞的情境來進行的。對待受苦兒童非常謹慎的鮑比去了孤兒院，那裡都收容了不久前才與父母分離的嬰兒。他在自己分成數冊的經典著作《依戀與失落》（*Attachment and Loss*）

中描述，這些嬰兒的行為與其他靈長類面對分離時表現出來的連續反應，兩者具有顯著的連貫性。首先是哭鬧和扭動身體的階段，然後是「絕望」的階段，這個階段的嬰兒仍然一心想著不在身旁的母親，但是他們的行為顯示他們愈來愈不抱希望。鮑比如此形容絕望的階段：「他默不做聲且無精打采，對環境中的人沒有任何要求，而且呈現極度悲傷的狀態。這是一個沉默的階段，有些人認為沉默代表悲傷減輕，但這種想法顯然錯了。」[35]

我們與其他哺乳動物都具有的情感系統，對任何可能危及生存或威脅我們人生規畫的社交失落向來都極為敏感。無論我們是無助的嬰兒，還是結褵已久的伴侶，都能察覺到危險的情境。我們會預期發生無法彌補的社交失落，而這種預期會致使我們心情低落，並且令我們停下來重新評估情勢，如果需要的話就尋求幫助，以對我們的行事方法做出合適的改變。

近來重度憂鬱症的病例激增，而且不時傳出有人自殺的消息，這令人很想把憂鬱症看作是一種現代的災禍。但是人類憂鬱症的起源其實非常古老；我們和我們的哺乳類遠親對逆境都有一種原始的反應，而憂鬱症是這種反應複雜化之後的結果。記住這一點之後，我接下來要討論，在不同物種間觸發低落心情的因素中，影響力最強的一個：摯愛對象的死亡。

第四章
喪鐘響起：探討死亡這個普遍的觸發因素

我們想到喪失親友時，腦中最先浮現的通常是死亡一事在文化中的外在表飾：棺材、墓園、反覆聽見的哀悼之詞「我很遺憾」、黑色、殯儀館。愛爾蘭人在守靈時喧鬧地講述往事，或者猶太人遮蓋鏡子並進行七日服喪儀式的習俗。無論遵循什麼傳統，心情低落和憂鬱都是失去親友時會經歷的過程。要將憂鬱症研究清楚，我們需要詳細分析失去親友導致的心情變化。為了釐清整個過程的起因，我們就從研究動物著手，喪親之痛最原始也最基本的形式著手——研究動物。

以一隻失去孩子的黑猩猩媽媽為例，科學團隊在幾內亞拍攝到牠守護屍體的影片。[1] 牠照看屍體，拿著一根長滿葉子的樹枝趕走周圍飛來飛去的蒼蠅。這段影片很短，但拍攝影片的科學家證實黑猩猩媽媽在屍體旁邊待了數天。一段重要的關係終結，一般來說是很重大的事件。

也曾有人目睹圈養的大猩猩媽媽在孩子死去後，做出類似的事。[2] 德國明斯特動物園有一隻十一歲的大猩猩嘉娜，牠曾被人看見走到哪都帶著自己死去的寶寶克勞帝歐；有時候是抱著，有時候是背著。牠會對著屍體又戳又撫摸，宛如希望孩子活過來。結果並沒有如願。

大猩猩會不會悲痛？所有跡象都指出答案是肯定的。一隻大猩猩不吃、不睡、不四處探索，看似把心思放在剛剛失去的東西上；這些徵兆無疑和人類悲傷時表現出來的跡象很類似。如果我們從這隻大猩猩媽媽身上採集生物樣本，我們一定會看到類固醇荷爾蒙增加的現象，而同樣的現象在悲痛的人類身上很明顯。[3] 在所有哺乳類物種當中，與至親分離和失去至親都會造成壓力指標顯著上升。[4] 行為及荷爾蒙的跡象綜合起來便可看出，大猩猩在孩子死去後，的確會感受到低落的心情。[5]

然而從演化的觀點來看，為什麼「悲痛與哀傷」會如同法國作家拉馬丁

（Alphonse de Lamartine）所言，「比快樂更能將兩顆心緊緊繫在一起」？[6] 哺乳類物種大多是社交性動物，會與母親、同伴、伴侶形成強烈且持久的感情聯繫。最重要的聯繫若斷絕，或者有斷絕的危險，會立刻激發痛苦。如果聯繫無法復原——例如在有人死去的情況下——心情便會開始低落。英國女王伊莉莎白二世就曾經說過：「悲痛是我們為愛付出的代價。」[7]

情感系統會監控重要的關係，因為在社交性物種當中，「關係」是不可或缺的。跟我們同族的其他成員，也就是同種的個體，會為生存和繁衍做出重要貢獻，例如尋找及提供食物、針對危險做警戒與防護，以及撫養年幼成員。有成員死去時，生存繁衍就會受到「適應性降低」的影響；適應性降低是一種簡略的說法，意思是可供生存繁衍的資源變少了。團體中若有一個成員死去，活著的成員就必須團結合作，重建這些資源。

如果有一份演化分析報告，我們大概可從中推測，失去孩子對母親而言，特別令人悲傷。因為這對適應性是嚴重的打擊，而且直接降低了母親將自己基因傳遞下去的機會。從數個人類文化收集而來的資料證實，最強烈的悲痛是由孩子死亡所引起的。此外，孩子如果是在接近生育年齡時死去，引發的反應又最為劇烈。[8]這是另一個線索，足以顯示悲痛與適應性有關。

失去一個父母或供養者也會降低適應性，在世的親屬可能無法取得食物或避開掠食者。除非這個群體能得到幫助，否則其生存就會面臨危險。心情低落是一個強烈的信號，代表生存可能陷入危險。就連陌生的對象死去，都可以觸發低落的心情。在遠古時期，一個物種當中若有一個個體死亡，通常代表環境不利於生存繁衍：附近可能有疾病或敵人。這種時候，最聰明的做法就是至少暫時保持低調。

在人類當中，死亡是激發低落心情的一種強大因素。我們可以說每一個文化都發展出了以死亡為中心的複雜儀式以抒發、控制並掌握低落的心情。由於我們有能力用言語表達思想及情感，摯愛對象（也包括愛人以外的人）的死在我們身上，可能比在其他物種的身上更能激發情感。人類可以刻意藉由回想過去發生的事來記住一個最近死去的人。語言給了我們工具，讓我們可以思考永久失去某人的重要性及含意。確切地說，我們對死者的思念和對生活少了他們之後的擔憂，經常會在言談間自然而然地流露出來。

幾乎每一個痛失摯愛的人都會經歷心情低落期，時間長短各有不同——從數小時、數天、數週到數月都有可能，有時候甚至會持續數年。因為失去至親好友而悲痛的人大多不會罹患嚴重影響健康的憂鬱症，但是其中有將近三分之一會陷入一段臨床上很顯著的發作期。[9] 沒有人能避免面對死亡，所以死亡一直都是引起許多人憂鬱的因素。即便統計資料不完善，我們也可以推估大約四分之一的憂鬱症病例與傷慟有關。[10]

有了這些數字，加上幾乎人人都會遭遇傷慟，我們不難提出有力的論據來支持相關研究，觀察人類對死亡的反應，以了解低落心情及憂鬱症。事實上，如果造成低落心情及憂鬱症的樣本情境是無法挽回的失落，而且還是摯愛之人死亡，那麼邏輯上來說，傷慟應該會是憂鬱症研究的一個重要主題。然而這個議題並未受到注目。舉例來說，二〇一〇年共有四百零四篇論文發表於探討範圍遍及所有情感疾患的重要精神病學期刊《情感疾患期刊》（*Journal of Affective Disorders*），但討論到傷慟的只有三篇。同樣地，近年出版的《國際憂鬱症百科全書》（*International Encyclopedia of Depression*）厚達五百七十四頁，關於傷慟的內容卻只占了三頁。這些數量代表了傷慟這個議題在憂鬱症研究中的地位。「傷慟」與「憂鬱症研究」極少同時被提起。

之所以有這種情況，是因為就研究領域來看，傷慟與憂鬱症一直到不久前都還分屬於兩個完全分開的學界。研究憂鬱症的人和研究傷慟的人大體而言處於不同領域，在不同期刊發表論文，出席不同的研討會，而且在根本上驅策他們的研究問題和考量也不同。

憂鬱症與傷慟之間存有隔閡，顯著證據就是，在面對與死亡有關的低落心情時，研究人員一直沒有找到它在現代診斷系統中的定位。舉例來說，有長達數十年的時間，在《精神疾病診斷與統計手冊》這本心理疾患診斷的官方聖經中，親友死亡兩個月內出現的憂鬱情況經常不被稱為「憂鬱症」。親友死亡引起的憂鬱症反而被歸到另一個範疇，稱為「單純傷慟」（simple bereavement），但研究人員並未指出它與心理疾患或症狀的關聯。[11]其實，在一個人可能發生的所有不幸中，傷慟是歷史上唯一有可能推翻憂鬱症診斷的人生事件。

怎麼會這樣？要了解原因，我們必須回溯這本診斷手冊的第一個前提：心理疾患反映出來的是疾病，它們並不屬於正常的心理變化。照疾病模型的原則來看，憂鬱症的症狀必定會反映出官能異常。問題是，DSM體系的創建者認為，人在傷慟的情況下，經歷短暫的憂鬱期，可能是很典型、甚至具有適應性的現象。

與傷慟有關的憂鬱症使得這種疾病模型陷入了窘境，因為傷慟會產生和一般認定的憂鬱症相同的症狀，但不會反映出任何官能異常現象。因此，將與傷慟有關的憂鬱症（被認為具有適應性）排除在憂鬱症（被認為是一種疾病）之外，對於保持「DSM中記載的所有情感疾患都是官能障礙」的前提來說很重要。

一個人表現出來的症狀被認為是某種官能障礙，也就是從憂鬱症模型來看，是「電化學干擾」所造成的後果，這種觀點影響深遠，我們以此明顯劃分出有意義、甚至健康的憂鬱症和與其相反的憂鬱症。[12]將傷慟引起的憂鬱症與其他憂鬱症分隔開來，並不是什麼深奧難懂的診斷實務；此舉會影響到數百萬人如何被其他人看待、治療，以及評斷。我們以為這樣的切割有其根據，也就是有大量證據證明，傷慟性與非傷慟性憂鬱症在一些重要層面上確實有所不同。然而事實並非如此。直到最近，才有科學家根據實際資料，相互比較憂鬱原因是傷慟與非傷慟的人，重新檢討是否要讓傷慟排除在心理疾患之外。如果透過這樣的試驗，我們能發現，由不同觸發事件引起的憂鬱症都很相像，就能支持這個觀點：我們的情感系統運作設定為，對於任何重大失落，都以大致類似的方式作出反應——無論失去的是至親的人，是工作，還是名譽。

我們得到的結論確實支持以下見解：無論形成原因是喪偶還是失去畢生積蓄，憂鬱症就是憂鬱症，無可否認。[13]有了這些新的研究發現，心理疾患委員會總算在二〇一三年發行的最新版DSM5中，取消了傷慟排除條款。我們不再受此條款影響之後，便能用更一致的方式去觀察憂鬱症，並了解傷慟在憂鬱症當中扮演的關鍵角色。[14]我們來回顧造成情勢逆轉的原因吧。

憂鬱症終究是憂鬱症

首先對傷慟排除條款的正當性提出批判的是精神病學家席尼・季蘇克（Sidney Zisook）與肯尼斯・肯德勒（Kenneth Kendler），他們在二〇〇七年撰寫了一篇詳盡的論文，重新探討與傷慟有關的憂鬱症。[15]當時很少有研究直接比較傷慟及非傷慟的患者有何不同，所以這兩名作者使用了一種間接策略，便是以我們對一般憂鬱症的知識基礎，比較不同研究中的傷慟憂鬱症患者。

傷慟憂鬱症展現出來的特徵，與一般非傷慟憂鬱症極度相似。這和「只有部分憂鬱症才算是疾病」的看法相反。許多研究揭露，罹患傷慟憂鬱症的人，從別人那裡得到的支持比較少，就和一般憂鬱症的狀況一樣。[16]他們的整體健康狀況通常也比較差，和一般憂鬱症的患者很像。[17]在對身體進行具體檢測時，傷慟憂鬱症伴隨的身體變化通常和一般憂鬱症表現出來的一樣，例如類固醇荷爾蒙不規律、免疫力改變、甚至睡眠期間的腦電活動也變了。[18]最後，傷慟憂鬱症和一般憂鬱症之間，就連臨床病程都有相似之處。傷慟憂鬱症的持續時間和一般憂鬱症差不多，未來復發憂鬱症的可能性，也和一般憂鬱症的患者差不多。[19]此外，如何治療傷慟憂鬱症，雖然爭議極大，但醫生嘗試介入時，患者對外力（藥物或面對面的心理治療）的反應程度也和一般的憂鬱症差不多。[20]

季蘇克與肯德勒完成那篇論文至今的這段時間裡，設計較完善的研究提供了大量資料，當中有些在傷慟憂鬱症患者和其他原因造成的憂鬱症患者間進行關鍵的比較。傑洛米・維菲德（Jerome Wakefield）和他的同事在《普通精神病學檔案》（*The Archives of General Psychiatry*）期刊中發表了一篇重要的論文，其立論基礎是一份包含八千零九十八人、年齡從十五歲到五十四歲的美國代表性樣本。兩位作者重新檢視這個龐大的資料集，其中包含所有參與者的精神病學訪談，涵蓋範圍極廣。他們成功辨別出因為喪親而罹患憂鬱症的人，並且將這些人與因為失業或失婚等其他失落而罹患憂鬱症的人對照。在這些來自全美國的資料中，傷慟觸發的憂鬱症和其他失落觸發的憂鬱症再一次相似得令人吃驚：兩種憂鬱症的症狀數據圖表很像，而且各個方面走勢都很相似，包括症狀的持續時間、病患是否曾經嘗試自殺、是否曾經為自己的困境尋求心理健康服務等。[21]

另一個研究團隊也自行公布了類似的發現，他們使用的是一份維吉尼亞州雙胞胎的廣泛樣本。[22]傷慟憂鬱症和非傷慟憂鬱症在許多判別基準上的表現都很相像；樣本中的雙胞胎在初次發病年齡、接受測試前的發病次數、症狀持續時間、未來復發的風險，以及可能診斷出哪些其他心理問題等方面，都沒有相異之處。兩個比較群體甚至連人格型式都很像：傷慟憂鬱症的患者和非傷慟憂鬱症的人一樣外向。這個研究團隊還額外想出一個好點子，既然樣本都是雙胞胎，他們便仔細調查，其中一個雙胞胎的憂鬱症與傷慟有關或無關，在預測另一個雙胞胎的憂鬱程度時是否會有不同的結果。根據疾病模型，我們應該能預期，如果雙胞胎之一患有一般憂鬱症，由此預測另一個雙胞胎憂鬱情形的準確度較高，遠超過其中一個因為喪親而罹患憂鬱症的情況。親友死亡引發的憂鬱症應該比較不具預示性，因為這些喪親的雙胞胎之一罹患的想必不是真正的憂鬱「病症」。然而事實並非如此，疾病模型再度遭到嚴重的打擊。無論第一個雙胞胎的憂鬱症是不是由傷慟所引起，和另一個雙胞胎的憂鬱程度都沒有關聯。

最後，這些研究都是在美國完成的，你或許會納悶其他地方的情形是否有所不同。人的哀悼方式有跨文化差異，所以與傷慟相關的憂鬱症在不同的文化中可能會有不同的形式。然而這些初步發現在數個國家也都有出現，包括黎巴嫩、丹麥及法國。目前為止，並沒有任何證據指出傷慟憂鬱症在本質上和其他的憂鬱症有異。23

了解憂鬱症之道，與傷慟息息相關

不再受排除傷慟條款的限制之後，我們可以看出它和憂鬱症之間的連結非常重要且強烈，甚至可說了解憂鬱症之道，與傷慟息息相關。傷慟是低落心情最普遍且最強大的觸發因素，它所導致的臨床憂鬱症通常難以和其他因素引發的憂鬱症區分。事實上，如果我們退一步，就能看出傷慟以數種方式為思考憂鬱症提供模型並提出線索，告訴我們是什麼在驅動情感系統，同時幫助我們預測心情極度低落的發作期會在什麼時候發生。

提供觸發事件的線索

那是內華達州的一個夏日。「他說屋頂上積了很多松針，他要帶鼓風機爬上去吹。我說：『請不要爬上屋頂，因為你會摔下來。』他的髖部有一邊不好，另一邊已經換過髖關節了。但他說不會，他只要幾秒鐘就能爬上去了。」過了一會兒，前內華達州州長肯尼・吉恩（Kenny Guinn）便從他位於拉斯維加斯的自家後院屋頂摔落，導致和他結縭五十四年的蒂瑪・吉恩（Dema Guinn）喪偶，並且令她陷入長期的憂鬱中。那場悲劇發生五個月後，仍然悲痛不已且不願離開家中的蒂瑪問道：「親愛的上帝，為什麼要在這麼愚蠢的意外中帶走肯尼？」24

憂鬱症大多是從我們所處世界中的事件產生的。幾乎有九成的憂鬱症患者可以明確指出與其憂鬱症有某種關聯的外在事件，儘管這些事件當中，像親眼目睹至親慘死那樣駭人的其實很少。這九成的患者又有一半以上表示自己在初次發病前，經歷過一件嚴重且充滿壓力的人生大事。[25]負面事件無法完整解釋人為何會陷入憂鬱，但我們會發現，對多數患者來說，負面事件在導致情感系統朝憂鬱症發展的背景中扮演了一個角色。

不幸的人生大事有很多種，主題也很多：疑惑、危險、恥辱、不公……諸如此類。然而，當我們回顧不同主題的人生大事、並根據基本的客觀價值去評估時，結果顯示最常引起憂鬱症的主題就是失落。當事人失去的可以是生計、名譽，或者婚姻，但是最大的失落，即喪親之痛，才是典型的失落事件，也就是對憂鬱症預示性最強的一種。[26]

「失落事件」的概念是以單數的型態呈現，但是若我們將任何引起重度憂鬱症的事件表面刮去，通常會看到同時有數個失落事件在驅動情感系統。對於住在威斯康辛州某個小鎮上的史黛西・穆瑞特而言，失去長久的婚姻而以離婚作結，宛如一堆失落組合成的集束炸彈。「鮑伯離開後，一切都瓦解了，」她說。她的婚姻結束，首先代表的就是失去一段特別的關係。結婚十九年後，「他不愛我了，他想要離婚。」失婚也代表史黛西失去了夢想：她在唸完大一後結婚，當時她「人生充滿了希望」，因為在她心中，「人生目標就是擁有家庭」。離婚是一場巨變，粉碎了史黛西對家庭和對兩個兒子及兩個女兒的理想；孩子們「都了解他們的爸爸並不是他們想要和需要的那個爸爸」。除了這些失落以外，她想像中的未來、她堅定的宗教信仰（離婚違背她的宗教信念）和她的經濟保障也都大受打擊。所以史黛西會在鮑伯離開後陷入長達四年的憂鬱中，並不令人訝異。

雖然部分憂鬱症案例並沒有經歷過顯著的失落事件，但「失落」這個主題通常仍然以較不明顯的方式存在。以一名年輕成人為例，他在大學畢業後開始做一份平凡工作、然後就出現憂鬱症，他的憂鬱症或許和他從事非理想中的工作、放棄了兒時的生涯夢想有關，即使這個年輕人並沒有明確談論過失去夢想的事，也只隱約感覺到這份失落和憂鬱症症狀之間的關聯。一如我在第二章提到的，情感系統可以接受大量信息同時湧入，然而為何某些特定的情感比較強勢，我們只能用機率的角度來解釋。但這種說法可能會模糊某項失落的重要性。

這個領域的臨床醫生早已強調，「揭開」病人尚未提及過的失落事件，對治療很重要。在佛羅里達州執業的精神科醫師約翰・葛瑞斯（John Grace）曾說：「我幫許多病人持續做了好幾個月的認知行為治療，在白費了一番心力之後，我才明白自己一直都遺漏了對他們而言很重大的失落。比如說有一名從外地搬來佛州的女性，她沒有提及自己的工作和不受尊重的情形。她來看病的話，大概都會掩飾這份失落，只有提出婚姻或精力不夠的問題。她一直很委靡，直到我們把事情談開，並且實際進行哀傷治療才有改變。」[27]

釐清憂鬱症的代表行為及其功能

人在哀悼死亡時，所作所為的重點都聚焦於那份失落與它的含意。在傷慟期間，這份專注可能會非常強烈，使得哀悼者滿腦子都是與死者有關的想法、影像及回憶，這些有時候又會衍生成一種感覺，好像死者一直在哀悼者身邊或遠處。有名哀悼者是這麼描述的：「當我仰望夜空、看到一顆明亮的星星在閃爍時，我明白那是母親在給我活下去的力量。」[28]哀悼者可能會尋找剛剛離世的人，並且感受到一股呼喚對方的衝動；這股衝動有時會令人憂傷。

強烈聚焦於一項失落，從另一面來說，就是會讓人減低對所有其他事物的興趣。哀悼者可能會對其他活動或話題失去關注，無論是電視、新聞，還是性愛。

崔西・湯普森說，隨著悲傷在她父親過世後的那個冬天日漸增強，她對生活的熱情也慢慢消逝：「隨著時間逐月過去，我父親死去的驚人現實，變成了一種肉體的傷痛、一種深刻的憂愁、一種無孔不入的無力感。我睡覺的時間非常多；清醒的時候就靠吃東西來療癒自己……我當時並不知道，但那就是憂鬱症上身。」[29]

同樣的情形也會發生在因為失戀而罹患憂鬱症的人身上。被甩的一方受到與前男友或前女友有關的想法或影像干擾，會有如著魔般地不斷回想他們之間的對話，並且思忖分手是否真的無可避免。其實，我們一想到跟哀悼死亡有關的儀式，如辦喪禮、造墓碑、蓋墓園，很容易其他失落發生後也會出現類似的行為。舉例來說，突然沒了財產的人（現下而言太常見了）會因為失去錢財而痛苦不堪，並且想著「本來可能會有什麼發展」這種與事實相反的事（「如果我早一點賣出的話……」）。失落事件的範圍很廣，無論哪一種失落引發的憂鬱症，都包含了哀悼行為。

找出線索終止憂鬱症

雖然幾乎每個人在親友過世後都會立刻出現低落情緒，但因為與死亡有關的失落而悲痛的人中，只有百分之十到十五在一年後仍處於憂鬱狀態。30 我們可以從傷慟通常「不會」變成憂鬱症這件事學到什麼？

情感系統一般來說具有天生的彈性；這是很重要的一課。古希臘劇作家索福克里斯（Sophocles）曾經寫道：「溫柔的時間會治癒我們的憂傷。」悲傷時的療癒可透過文化儀式加快療效，因為它們提供了大家都能接受的社交發洩途徑，讓人盡情哀悼。可惜的是，這些發洩途徑對那些被其他原因打倒的人就不是那麼有效。若有人經歷與傷慟相關的悲痛，大家會帶著食物前去慰問當事人，但若是被其他原因擊垮時，其他人就比較不常這麼做。我在想，如果現在有更多社會認可的管道，足以分擔、排解憂鬱，有多少人的憂鬱症能因而受到抑制？

不過，還是有理由懷抱希望。從我們為了消弭悲傷所投入的活動，可以找到線索，以阻止低落心情在其他情境下惡化。在我們思考憂鬱症的頑強特性時，從兩個傷慟的特徵可找到方向。第一，消弭悲傷通常涉及到改變認知；在這個主動的過程中，當事者會重新決定事件的意義。人在哀悼時有一件難以做到的事，就是為死亡事件找出一個可以讓人接受的意義，尤其是在事件發生得太早、令人痛苦或者很慘烈的情況下。這說明了低落心情的其他觸發因素所帶來的挑戰；它們同樣也會迫使當事者接受並理解通常很令人痛苦的新資訊（遭拒、失敗或者被羞辱的事實）。第二，消弭悲傷通常意味要去彌補行為缺口。一個人離世，日常慣例中斷了，床上空蕩蕩的，晚餐時的閒聊變少了。要消弭悲傷中的寂寞和渴望，關鍵常常是要大膽向前，找到新的對象或重溫舊的關係，最後以此彌補那些缺口。同樣地，在其他憂鬱症中，改變行為通常就是轉化的關鍵，有助於當事人找出解決之道。記住這一點，我們就能探索那些分手、失業及其他社交阻礙所造成的行為缺口。我們也想知道，一般人如何彌補這些缺口、要彌補到什麼程度，才能在低落心情深化成完全的憂鬱症之前將其遏止住。31

找出憂鬱症如何開始的線索

最後，在思考導致憂鬱症發作的過程時，我們對傷慟的認識也有助於我們思索憂鬱症是如何開始的。憂鬱症很少毫無來由地出現。除了親友過世，面對其他重大失落，當事人就不得不在生活中做出大規模調整，並驅動情感系統強力運作，但一些次要的人際關係失落影響就沒這麼大。但是失落事件的大小，只是一部分因素。如果憂鬱症的種子已經先種下了，那麼喪親就更容易引發這種疾病。這種情況比較有可能發生在無法應付壓力、天生性情鬱悶或容易緊張的人，以及日常工作太過忙亂而無法得到充足睡眠的人身上。接下來我便要探討這些低落心情的溫床。

第五章
低落心情的溫床

希薇經歷過遠比現在更慘的遭遇。她十二歲時，母親死於癌症。她丈夫始終甩不開毒癮，結果在德拉瓦州的一個汽車旅館房間裡用藥過量而死。她當時四歲的女兒從來沒有真正認識自己的父親。十年來，她學習如何身兼單親媽媽和職業婦女，她是社工領域的專業人士。現在她的寶貝女兒麥蒂正處於中學生的叛逆期。麥蒂總是闖禍，跟她的老師作對。我不能管太嚴，希薇記得自己曾經這麼想；家裡的人都告訴我：「你應該處罰她。」還說我沒把小孩教好。麥蒂不想談，她對我封閉自己，把我拒於門外。最後我對麥蒂說：「你自己決定要不要受教育吧。」

三個月後，麥蒂回來尋求幫助。她的成績很差，數學和法文都在及格邊緣。希薇開始擔心和煩惱。「萬一她被當掉怎麼辦？」「都是我的錯；我沒有趁早幫助她。」「萬一我到她十四歲這段時間，以母親身分所做的一切都白費了呢？」

希薇凌晨三、四點醒來，滿腦子都是令她擔憂的想法；完全無法再睡著。工作時，希薇要和疲勞對抗，她的輔導對象都注意到她不對勁。他們會問：「你還好嗎？」她會在面談時捏捏自己，以保持清醒。她覺得自己的生活失去平衡，數週後去看了她的家庭醫師。醫生開給她安眠藥。

希薇的案例提醒了我們，憂鬱症的症狀並非全然皆好，或者全然皆壞。她的症狀令她全心關注重要的人生課題——麥蒂。對一個母親來說，獨生子女在校成績不及格是一種深切的達爾文式兩難。焦慮和睡眠混亂傳達出一個急切而顯著的訊息：麥蒂的未來有危險，休息的事可以等。對希薇而言，在緊要關頭支持女兒尤其重要；她在跟麥蒂差不多大時失去了自己的母親，而現在她可以成為那個她媽媽永遠無法成為的那個母親。但是，希薇的症狀若是有比別人更崇高的目的，那麼它們同時也有著明顯的代價：她在工作上的產能受到打擊，失眠令她苦惱，感到「失控」、「不是她自己」。

我們都聽說過像希薇這樣的人，他們有淺度憂鬱，拚命想把日子過下去，同時為幾個惱人的症狀所苦。然而奇怪的是，臨床科學與實務領域對這些人的困境，付出的關注相當少。針對淺度憂鬱的研究遠少於深度研究，而淺度憂鬱的成因也較少受到嚴謹探討。部分臨床醫師甚至質疑低度的憂鬱症症狀是否應該以慣常的方式治療。這難道不是這個世界上原本就會有的正常煩惱，難道不是生命附帶的傷害？事實上，傑洛米．維菲德、艾倫．霍維茲等社會評論家聲稱，憂鬱症的診斷界線太過寬鬆，導致我們把遭遇普通煩惱和短暫適應問題的人錯當成病人，罹患了「真正」的心理疾病。[1] 無論這些評論家怎麼輕鬆地看待輕微的淺度憂鬱，還當成相對有益、甚至「正常」的現象，後來事實證明，淺度憂鬱是我們對憂鬱症的整體認識中，至關重要的一環。

輕微的憂鬱，真的輕微嗎？

二〇〇一年，馬克．赫格爾（Mark Hegel）和他的同事在新罕布夏州研究了一群病患；他們和希薇一樣，對家庭醫師說他們覺得自己狀況不好，抱怨自己心情低落、身體有隱約疼痛、失眠、精神無法集中。就定義來說，輕度憂鬱症患者的症狀性質和重度憂鬱症患者相同，只是比較少。家醫診療室經常出現這種病患，頻率高於重度憂鬱症患者。[2] 儘管輕度憂鬱症時常發生，醫界卻沒有處理這類病患的清楚指導方針，這顯示專業工作者對輕度憂鬱症抱持的立場很矛盾。確切地說，過去ＤＳＭ編輯小組曾經對輕度憂鬱症這個診斷類別採取過很尷尬的立場，試探性地將它隱藏在附錄中，當成需要進一步研究的疾病，或者歸入雜項，作為罕見症狀（其他憂鬱症）的表徵。因此，明確針對輕度憂鬱症的療法很少，並不令人意外。

由於這些原因，赫格爾測試了「觀察性等待」（watchful waiting）的成效，它長久以來一直是基層醫師對輕度病患的普遍做法。醫師假設這些病患大多會在數週後自行好轉的情況下，並仔細監控他們的病程。一開始不會對病患進行治療，除非情況惡化，否則先不讓他們服用抗憂鬱藥物。赫格爾的研究目的是系統性測試觀察性等待背後的主要預設，即輕微憂鬱症病患大多會在一個月之後自行好轉。

結果令赫格爾十分驚訝，[3]參與測試的輕度憂鬱症病患當中，大約只有十分之一在一個月後恢復。[4]其餘的——受輕度憂鬱症之苦的患者當中的十分之九——仍舊陷在低落的心情中。一項在賓州、德州及加州進行的多地點研究給了醫界另一個機會對病患進行控制觀察，研究的時間點在一項藥物研究開始進行的時候，即病患開始服用受試藥物的一個月之前。在這個案例中，只有大約百分之六的患者在一個月後自行恢復。[5]

以上資料足以駁斥等待輕度憂鬱症自行緩解這種臨床慣例，而更大範圍的流行病學資料，則更有說服力。研究人員每年在三個美國大都會區訪談一萬零五百二十六名社區居民，結果顯示，幾乎四分之三，也就是百分之七十二的輕度憂鬱症患者在一年後再度接受訪談時，仍然受至少一種憂鬱症症狀所苦。[6]臨床與流行病學資料綜合起來的結果指出，輕度憂鬱症沒有那麼容易減輕，這與多數人的看法——以及醫學界的慣例——完全相反。

憂鬱症症狀的頑強程度，足以說明了這些症狀會如此普遍的部分原因。無論何時，都有百分之二十二，也就是大約五分之一的人口具有至少一種憂鬱症的顯著症狀，例如無法改善的空虛心情，或者無所不在的罪惡感。絕大部分的人沒有受到嚴重影響；有淺度憂鬱現象的人遠多於深度嚴重憂鬱症患者，比例是六比一。[7]多數人都和希薇一樣可以照舊過日子，同時對朋友和同事隱瞞自己狀況不好。如果只是匆忙看過一次家庭醫師，也很難讓人察覺那是憂鬱症的警訊。

或許是由於這個原因，輕度憂鬱症經常不會被發現。程度輕微的悲傷似乎太常見了，所以鮮少有人特別加以探究。現有的療法不一定能有效控制輕度憂鬱症，醫界也沒有花什麼心力去研發新療法來專門對付輕度憂鬱症。

「輕度憂鬱症」（minor depression）一詞在很多方面都是個不恰當的說法。患有輕度憂鬱症的個人可能經常會去看診、工作缺席，還會在床上躺好幾天，就和重度憂鬱症患者一樣。[8]此外，忽視輕度憂鬱症，風險是我們自己在承擔，一有輕度憂鬱症，發展成重度憂鬱症的危險就會提高到原來的五倍。[9]輕度憂鬱症的病情輕微而持久，因此患者們可說是重度憂鬱症的預備人選，隨時準備優先加入這不斷成長的疾病大軍。[10]

淺度憂鬱的持久度令人訝異，這是否代表情感的每一個起伏都是危險的前兆，預示著某種心理問題？若非如此，我們又要怎樣才能明白低落的心情在什麼時候、對什麼人而言，才是一種前兆，預示更糟的情況即將發生？

情感如何呈現

要了解情感什麼時候會引發問題、什麼時候不會，我們需要在各種情感顯現出來時，留下更完整的記錄。記錄情感實際上比聽起來還要困難。研究人員找到的研究對象，必須願意讓人一天到晚追查行蹤、並且持續數天或數週反覆地問他們：「你現在感覺如何？」幸運的是，研究人員並不需要真的陪著受試者去採買或工作，而是可以利用電子呼叫器即時提示對方就地將心情記錄下來，或者要求對方詳細描述當天的心情。透過日記研究情感，正好可以做到這一點。

有一項代表性的研究以四十二天的時間完成。[11] 三百三十二名研究對象每天都要描述他們遭遇的負面心情，以及有多少壓力源影響到他們。這項研究總共收集到了一萬一千天份的心情起伏資料。隨後分析得到的結果，有的屬於意料之中，有的則令人意想不到。然而值得注意的是，在壓力源消失的隔天，受試者的心情也恢復正常了。事實上，逐日分析結果顯示，受試者通常會恢復到比正常更好的情況。如果某人在經歷充滿壓力的一天後，接下來的一天毫無壓力，那麼這個人的心情其實會比其他沒有壓力的時候更好。[12]

結論就是壓力源對心情造成的負面影響，只會持續一天；這一點也得到其他以類似方式進行的研究證實。[13]大部分的情感擾動都很短暫。一般人心情恢復時的狀態通常都一目瞭然，至少從普通的擾亂中恢復時是如此：愛侶在翻臉後和好；上司為生氣抓狂道歉；漏水的屋頂修好了。

從情感擾動的短促，我們可看出至少兩個情感的特徵。第一，人在自己的情感中是活躍的參與者。大多數人不只會注意到壞心情，還會採取行動改變它——無論是出去散步、跟朋友通電話、聽喜歡的歌手唱歌，或者找出壓力的來源。這些步驟稱為「心情調適」或「心情修復」，它們往往能抑制常見負面心情的強度與持續時間。第二個特徵也許比較不明顯：大多數情感擾動都很短促，從此可看出情感系統結構中與生俱來的適應能力。情感系統天生就是往前看的，最關注的是「接下來」要怎麼做。從這方面來看，在演化的塑造下，我們的心智不會為已經發生的事懊悔。[14]若我們確認某個壓力源並不嚴重，不會持續放出演化危機的訊息，威脅到生存繁衍，情感系統就會傾向帶我們繼續過下去。因為這個緣故，即便最賺人熱淚的悲劇電影或最可怕的夜間新聞，通常最多只能短暫激發低落心情。

情感系統可以自行恢復正常，這一點與流行病學研究的結果相符。如果低落的心情總是持久不退，那麼有憂鬱症症狀的人就會不斷增加，最後人人都生病。不過各界研究不斷證實，有憂鬱症症狀的人沒那麼多，每五個人當中大約有一個。

即便強烈的情感大多很短暫，我們從密集取樣的研究也發現，多數的情感其實並不強烈。在其中一項研究裡，兩百零三名健康的護理師評估工作時和下班後的心情狀態，每二十分鐘評估一次，持續四天，結果產生了三萬四千個以上的片刻心情評估。[15]這些護理師評估自己的焦慮程度時，只有大約七十個片刻是「極嚴重」（五十分之一）。這個模式不僅限於焦慮。強烈憤怒同樣不常發生。這些護理師也沒有特別冷靜。在另一項研究中，研究人員對大學生進行為期一個月的觀察，在超過五千個不同的片刻抽樣調查他們的心情，結果發現有百分之七十二的時間，學生都沒有描述自己心情悲傷，就算有，程度一般都很輕微。[16]

因此，我們透過這項研究得出了一個可靠的結論：大多數的情感都是短暫且微弱的。然而輕微的低落心情有可能轉變成比較持久、比較麻煩的輕度憂鬱症。赫格爾在新罕布夏州觀察到的淺度憂鬱說明了什麼？如果淺度憂鬱是深度憂鬱的溫床，那麼淺度憂鬱的溫床又是什麼？

要追查這個問題，我們必須記住，情感系統是整合大師。為了有效地引導行為，情感系統一定要同時判斷外界的狀態、身體內部的狀態，以及不同行動程序可能會引起的報償與代價。由於有這個整合功能，我們得以預料到，造成一個人陷入淺度憂鬱的狀況有很多。實情的確是如此；繼續用農藝的比喻來說的話，低落心情的溫床下至少埋了三種不同的種子。

種下低落情緒的事件

一如我們所見，多數人從日常壓力的影響中復原的成效都很驚人。同樣顯而易見的是，某些壓力源對心理造成的不良後果比較難以控制。我們回去看看第一章提到的麥特吧。麥特高三那年的四月，也就是他開始罹患憂鬱症的一年前，他的父母要他和妹妹蘇西坐下。他們宣布了兩件事。第一，他們決定離婚。第二，麥特的父親不只會搬出他們家，還會大老遠搬去比利時，和跟他有婚外情的那個女人同居。麥特的母親發現了丈夫的跨海情書，然後夫妻倆就突如其來地做了最終決定。重修舊好是不可能的。蘇西情緒崩潰，但麥特一開始還應付得來。關於父母離婚那些令他困惑的想法出現時，他就把它們推開，一如往常地硬是壓抑那些不好的感受。時間久了以後，這些事件和它們尚未經過分析的意義重新冒出來，而且影響力變得更大，一步步逼向麥特的大學新鮮人生活，而麥特也在不知不覺中離憂鬱症愈來愈近。[17]

現代心理學的預設立場是，如果人能越快理解一個不好的事件，就能越快從中復原。[18]所以我們認為，造成混亂感覺和擾人想法的事件，是一股會令人陷入長期心情低落的強大推力。來自明尼蘇達州的年輕女性狄妮絲對丈夫不忠，後來卻發現丈夫罹患了末期結腸癌。她的想法與感受將她往四面八方猛烈拉扯：背叛一個將死之人的極度罪惡感（癌症是不是上天的懲罰？）被抵銷，反而得扛起重擔，在他健康惡化之際照顧他。無疑地，她不能拋棄丈夫，但也明白自己早不再愛丈夫，前面的沮喪念頭和她當下的認知同時並存。[19]有些事件在具有演化意義的範疇（如擇偶）中等同於無法解決的兩難，也就成為醞釀低落心情的種子。

壞事發生的時機也很重要。大量的研究證明，年幼時遇到的創傷，例如肉體上的虐待或性侵，是日後逐漸形成憂鬱與焦慮的基礎。[20]這個緩慢的進程開始得非常早。來自美國中西部的中年婦女珍・伊斯布魯克說，她的輕度憂鬱症要回溯到她十一歲或十二歲的時候。當時即將進入青春期的珍逐漸理解到自己的父親酗酒成性，雖然家人並未明說他有酒癮。「在我們家，是不被允許說出感覺的，」她回想道，「光是表達情緒都不行了，更別說是談論它。」同樣是在那個時候，珍意識到「我們家很不正常，我也要負責任。」的確，珍慣常地照顧弟弟，特別是她父親出門喝酒，她母親不是跟父親在一起、就是去接他回家的時候。珍十三歲時遭到鄰居猥褻，卻沒有人可以訴苦。如果她揭發這麼令人不安的事而打破了家裡的禁忌，一定不會有好結果：母親會責怪她，父親會勃然大怒，也許會動手要殺那個猥褻她的人。於是她隱瞞了這個創傷。

珍長期累積的焦慮及悲傷很正常，是完整情感系統的產物。如果一個小孩的主要依附對象——雙親——情感封閉，而且在備受信任的鄰居變成攻擊者時無法給予小孩幫助，這個孩子的情感系統便會促使他一直考量即將發生的事。情感系統會使人覺得，既然最糟糕的情況已經發生了，它就可能、也一定會再度發生，所以最好做出完全準備。焦慮的情感會促使我們找出危機（尤其是在人際關係當中），悲傷的情感讓我們想分析自己失去了什麼、原因為何；這兩者是情感系統面對更嚴重崩壞的最後防線。

這層盔甲雖然能保護穿戴者免受投石與利箭傷害，卻也是個難以帶著走的重擔。整個青春期和青年期中，珍在低落心情的沉重保護下活得很辛苦。她不時感覺到自己的生活中充滿不安的氣息。珍一直有淺度憂鬱、缺乏內外支持，還有遭人猥褻的痛苦經歷，考量這些因素，她從被猥褻到重度憂鬱症首次發作之間隔了二十年之久，其實很驚人。21

蘊釀低落心情的個人性格

關於低落心情的成因，壓力事件固然重要，卻還無法完全解釋我們想要知道的一切。很顯然，即便是面對同樣的事件，人的情感反應也會有實質差異。工人收到工廠關閉而被解雇的通知時，有些人反應平靜，只會感受到短暫的苦惱；有些人則很震驚，並且陷入長期的憂鬱和焦慮。針對災難事件（例如二〇〇一年的美國九一一事件）的系統性研究強烈證實，個體的差異非常重要。攻擊事件發生一個月後，九月十一日那天住在曼哈頓下城區的居民有百分之十一罹患了重度憂鬱症；另有一部分產生了較輕微的憂鬱症症狀；但還是有一些人完全沒受到影響，生活情形與九月十日相同。[22]

愈來愈多的個人性格研究顯示，人的情感反應性在年幼時就看得出來，甚至是嬰兒時期。[23]傑羅姆・凱根（Jerome Kagan）數十年的研究指出[24]，有些九個月大的嬰兒會對各式各樣可能具有危險性的情勢產生相當連貫且強烈的懼怕反應，例如有人拿陌生的玩具機器人逗他們，或者有人要他們喝下不明的液體；同時也有部分九個月大的嬰兒對這些情勢始終沒有表現出懼怕。在這麼小的年紀就顯現出來的性格差異，基本上很可能是由基因控制的。[25]

然而，人類誕生時為何會有這麼多不同的性格，我們並沒有一個全面性的優秀理論。從演化淘汰的角度來看，只有在不會造成系統性的繁衍不利因素時，性格的變異才會被保留在基因庫中。我們可以推論，各樣不同的性格——從最羞怯的壁花到舞會中眾所矚目的焦點——代表著許多種生存方式。

這一點可用蚱蜢與螞蟻的故事來說明。寓言中的蚱蜢整個溫暖的夏天都在唱歌，螞蟻則沒有時間在陽光下享樂，而是努力為冬天囤積食物。想想看，蚱蜢的性格和螞蟻的性格，哪一個比較好？如果你有仔細閱讀前面的內容，你就會留意到，幾乎每一種特徵都會有潛在的適應成本和優勢，並且明白看出這個問題有陷阱。在資源豐富的時期，像蚱蜢那種性格的人會過得很好。但是若缺乏物資的話，像螞蟻那樣的人可能就有優勢了。我寧可當一隻螞蟻，即便在其他季節都得不斷操心，也要在冬天活下去。歷史上，我們祖先的生活環境有時很富足，有時很艱困，其多樣變化已經足以在基因庫裡留下許多空間，讓兩種性格的動物並存。

演化生物學家大衛・斯隆・威爾森（David Sloan Wilson）的實驗也證實，沒有所謂「最好的一種性格」。在某一個操作條件下，威爾森將金屬陷阱丟進內有駝背太陽魚的水池中。池裡的魚有一群比較大膽，展現出調查新奇物體的興趣。這個舉動實在很笨，因為牠們立刻就被捉住了；如果威爾森博士是真正的掠食者，這群魚的基因就會滅亡。另一群魚非常謹慎，和陷阱保持距離；牠們沒有被捉起來。這個操作條件對謹慎的魚比較有利。

在一個後來的操作條件下，所有的魚都被撈起來，移入一個新環境，然後仔細加以觀察。之前謹慎的魚在適應新環境上遇到很大的困難。牠們開始進食的時間比那些大膽的同伴來得晚，多花了五天才開口吃飼料。這個情況對大膽的魚生存比較有利。[26]

從這個角度去看性格多樣性的好處，讓我們知道有些人（說不定是很多人）天生性格比較憂鬱，自然有其原因。最重要、被研究得最透徹的憂鬱型人格特徵，就是神經質（neuroticism）。高度神經質的人較容易產生焦慮和其他負面情緒（例如導演伍迪・艾倫）。在對壓力做出回應時，心煩意亂的狀況也比較強烈，無論壓力是來自突然失業還是恐怖攻擊。[27]有強大的證據能證明，神經質的性格讓人較常遇到情緒低落期，以及較嚴重且持久的憂鬱期。大量資料指出，高度神經質的人就像寓言故事中的螞蟻，總是為將來可能會、也可能不會發生的壞事感到擔憂，而且對威脅也比較警戒，即便是遠處的、隱藏的，或者細微的威脅也一樣。[28]這些能力相當有用，所以會造成神經質性格的基因在人類當中留存了下來，[29]儘管它們可能包含其他代價，例如罹患胃潰瘍或高血壓等壓力相關疾病的風險較高。[30]醞釀出憂鬱症的性格就和憂鬱症本身一樣，不完全是好事，也不全然是壞事。[31]

醞釀低落心情的日常作息

當然，情感所關乎的是世俗的一切。日常作息——如何運用時間、如何照顧身體和心靈——持續不斷地形塑我們的情感，對於低落心情是否會長期持續，也可能有很大的影響。用來培養身心健全的日常作息可以提升情緒，但其他與現代生活交織在一起的日常作息若與演化規則極度不符，就有可能釀成低落的心情。我們最熟悉的慣例當中，有許多看來幾乎就像是特意為了破壞情感系統存在的。[32]

每天接受日照的時間長短，是影響情感的作息之一。畢竟情感是在地球自轉、二十四小時晝夜循環的背景下演化出來的。人類是日行性動物，所以找到食物及其他獎賞的最佳時機就是白晝（想想辨識可食用莓果和追蹤猛瑪象會遇到的挑戰吧）。因此，我們在白晝時才會比較警戒。[33]有一些臨床上很嚴重的低落心情，是季節轉換後日照時間變短所引起的，這個現象與日照和心情之間的連結相符。季節性情感失調（season affective disorder）是情感疾患的一種亞型，這種病的首次發作通常出現在冬天。

我們對室內光線新產生的依賴，成功把大多數人變成了窩在室內的動物。人造光遠比日光微弱，而且帶給情感的好處也遠比日光少。聖地牙哥是全美陽光最充足的城市之一，研究人員讓當地成人戴上測量日光曝曬程度與時間的裝置，結果發現平均一個人一天受到日光曝曬的時間只有五十八分鐘。此外，在每日例行生活中接受較少日光曝曬的人，回報的憂鬱症症狀比較多。[34]

人工照明將我們從日夜循環中解放的同時，也開啟了夜班工作的大門，擾亂了人體的晝夜節律。[35]電力造就人類的夜間作息，打斷了休息。美國有大約六成的成人睡前會固定在臥房裡看電視，這項刺激與睡眠爭搶時間，甚至取而代之。大量的電子設備——智慧型手機、筆記型電腦、平板電腦——帶來了混亂無序的刺激活動，而這些活動一直到了深夜，也還會占用我們的精神。二〇一一年美國睡眠調查的受訪者中，百分之九十五說他們每週至少有幾天晚上會於睡前在臥房中使用某種電子設備。[36]一成的美國人表示自己每週至少有幾天晚上會被電話、簡訊或電子郵件吵醒。難怪有三成的美國人會失眠！

任何曾經嘗試過熬夜的人，都可以預料到在控制環境下針對睡眠不足進行研究得到的結果：即便只有一個晚上睡眠不足，心情也會變低落。此外，試驗性地短暫限制睡眠也會導致身體產生某些與憂鬱症極為相似的變化。[37]仔細思考睡眠不足的後果，是很重要的事；現在睡眠不足的人口規模非常大：十三到六十四歲的美國人當中，超過四成說自己在平日夜晚極少、或者從來沒有睡好過，另外，三分之一的青年應該長期以來都有部分睡眠剝奪的問題。[38]過去一個世紀以來，每人每晚的平均睡眠時間減少了。一九一〇年時，美國人平均一晚大約睡九個小時；到了二〇〇二年，平均值已經降為七小時。[39]

如此一來，心情低落之謎的解答便有部分存在於現代人的生活作息，包括日照與休息愈來愈少、違反人體自然節律的活動愈來愈多。[40]此外，雖然我們把事件、性格和日常作息分開來討論，這些因素卻可以交錯影響。一個天生有憂鬱傾向的男人被困在夜班工作的生活中；一個新手媽媽跟有家暴行為的丈夫大吼大吵，還為了照顧因疝氣而腹痛的雙胞胎嬰兒而睡眠不足。在這樣的有利環境下，我們可以預料憂鬱症會發展得很快。

前方的道路

很明顯地，持續心情低落的影響雖然在臨床上相對受到忽視，但這個困擾數百萬人的現象就是罹患嚴重憂鬱症的起始點。而「持久」這個主題，對更進一步了解憂鬱症的發展而言至關重要。過去二十年來，大量的流行病學資料大大地改變了我們如何看待情感疾患的典型發展過程——而持久就是貫穿每一個階段的主旨。

下圖顯示出憂鬱症發展過程的主流觀點如何變化。秉持舊觀點（線條A）的人主張，憂鬱症是突然出現的，而且很快就會恢復正常的情感狀態。過去情感疾患被視為有時限的短暫危機。但近期且樣本數較大的研究則證明，憂鬱症比較符合線條B的走向，是一種從低落心情開始慢慢發展

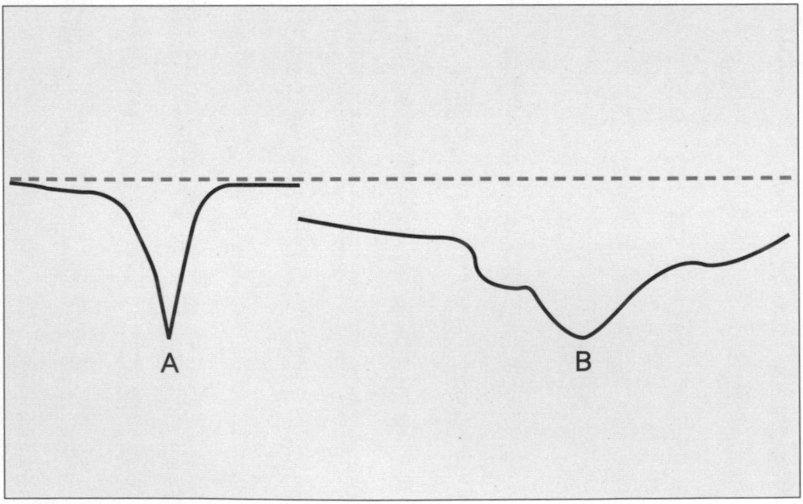

憂鬱症典型發展過程的舊觀點與新觀點

蔓延的疾病。從新觀點來看，深度憂鬱的危險發展過程，就是事先存在的低落心情逐漸惡化。最後，在憂鬱症減輕時，患者在臨床上並未康復，而是會繼續陷在困境中，無法完全擺脫低落心情的殘存影響。[41]

有了新的流行病學依據之後，我們現在要追蹤線條B的起伏。目前為止，我們都處於第一個下滑階段，也就是低落心情的開端；這個階段通常預告了重度憂鬱症。接下來的章節，藉由豐富的當代情感科學，我將告訴大家「持久」這個主題如何形成憂鬱症每一個互相承接的階段。我們將跟著下滑的線條進入重度憂鬱症，直探它的最低點，然後移到改善階段——爬出憂鬱症深淵那慢得令人痛苦不堪，而且時常停滯的過程。

第六章 陷落

到目前為止，我的討論都聚焦於環境中通往心情低落的途徑，而我這麼做是有理由的：來自環境的打擊——如果威脅到適應目標的話——是哺乳動物罹患憂鬱症的一個核心原因。這些打擊可以很嚴重，例如摯愛的人去世，也可以長期累積，像是無法滿足基本需求又令人感到灰心的每日例行工作。從阿布格萊布（Abu Ghraib）監獄的虐囚案到哈洛的恆河猴實驗都可看出，環境只要夠惡劣，終究會激起憂鬱症的前兆。

不過令人困惑的現實情況是，人類罹患憂鬱症的情形逐漸增加，是在一個環境條件相對良好的時期。[1] 比起十六世紀的普通百姓，現在西方社會的人民壽命較長、餓死的可能性較小，而且享受的資源更是多了非常多。如此推測下來，這些生存繁衍的客觀條件應該會讓罹患憂鬱症的比例下降，而不是上升成將近五分之一。如果我們意識到，還有其他人類特有的道路會通往憂鬱症，這種環境與憂鬱症無關的現象就不會顯得那麼奇怪了。智人有一個不怎麼光彩的特點，這個物種可以在沒有重大環境衝擊的情況下變得憂鬱。2

在工業化世界中，人類罹患憂鬱症的比例為何會升高，科學界並沒有一致的共識，倒是有幾個令人信服的可能答案。這些答案都有一個主軸，人類與情感有特殊關係，也包括情感所敞開的大門；在這些門的後面，都是一條進入憂鬱症的獨特路線。黑猩猩也會有壞心情，但只有人類才會為了自己有壞心情而更加難過。前網球天王克利夫・李奇（Cliff Richey）在他的回憶錄《戰勝憂鬱症》中描述了他被低落心情吞噬的過程：「憂鬱症其中一個可怕的地方——除了你所處的那惡劣、令人反感、討人厭、要人命的心情之外——就是你會花費大量、幾乎是所有的時間來嘗試調整自己。你滿腦子只想著：『我要怎麼修正這種討厭的感覺？』」

人類對低落心情有許多獨特的想法和反應，其中不少牽涉到高度的認知能力。只有人類才寫得出心情日記，或撰寫探討憂鬱症的書。

我們經常把人類獨有的特徵想得特別好。對唯一會使用火、並且把人送上月球的物種來說，自豪必定是一種很合理的情感。我們很容易認為，會使用高等語言、有自覺力、身為豐富文化的一員，這些都是毫無缺點的美德。但是一談到「修正」情感，這些人類獨有的長處卻可能變成義務，意外導致憂鬱症惡化。

在思考中沉沒

人對低落心情的標準反應是嘗試去解釋它——對其他心情也都是如此反應。我們會用語言建構出理論，解釋痛苦的感覺出自哪裡。我們的預設想法是：「如果能清楚自己為何感到難過，就知道要如何調整。」這種想法有其道理，也符合低落心情的一個主要功能，也就是幫助我們將注意力轉移到不利環境中的威脅與障礙上。在心情低落時，人會中斷行為，更謹慎分析周遭環境。

然而，「更謹慎的分析」到底是什麼意思，則要視進行分析的物種而定。那隻剛剛和姊妹分開的雪納瑞犬歐利，可能會在窗前好幾個小時，尋找姊妹回來的徵兆。牠視覺所能搜尋的一切就是分析環境的總成果。一個人思念自己所愛之人的時候，比方說母親想念出門參加夏令營的兒子時，分析的範圍會比狗還要廣大很多。我們強大的語言能力能引出思念對方時一切有關的想法：「那個輔導主任看起來實在很年輕。」；「我有沒有記得打包防曬乳液？」；「不知道為什麼還沒收到明信片？」這些想法或許會觸發更深一層的想像——湯米淹死、葬禮的畫面一閃而過，還會勾起其他情感，比如罪惡感突然湧上，懷疑自己當初為何答應讓兒子去梅朵拉克營地。3

這種面對情感的反應除了自我鞭笞之外，還有一個目的。情感系統講求實際，它最關注的是下一步要做什麼，以及找出可以提高適應力的行動。人擔憂的事情並不是隨機的，而是圍繞著演化的關鍵領域，包括尋找伴侶、活命、贏得地位、保護親友等。母親和父親會擔憂他們在夏令營的小孩，因為養育小孩期間犯下的錯，在演化上的代價非常大。媽媽若是發現，自己念茲在茲的原來是忘記打包防曬乳液，可以補寄一套防曬保護組合過去，而且下次湯米出遠門時，也比較可能會做好完整準備。就算是最回顧式的思考（原本可以、原本應該、原本會），都有其前瞻式的原理：了解壞事為何會發生，能幫助我們防止它們再度出現。

以思考來對低落心情做出反應，是有演化邏輯的，能加強生存繁衍（適應性）。可惜的是，加強適應性並不一定等於增加幸福感。剖析自己的心情「偶爾」可以加強快樂的感覺。我們確實能在特定的心理治療類型中看到這種活動：在專家特別安排及引導下，按照步驟分析情感和找到其意義。[4] 讓剛開始面對低落心情的人自己透過思考來走出這個情境——那比心情低落還要危險。[5]

人類嘗試透過思考擺脫低落心情時都很有自信，這點可以理解。我們透過思考解決了其他眾多問題，例如怎麼讓拋錨的汽車重新發動，或者用冰箱裡的食材從零開始製作健康的一餐。住在馬里蘭州的大學教授貝琪組了一個團隊來分析某家釀酒廠的舊生產資料，以找出優質威士忌的決定因素，並且利用這項資訊來查明，為何這家釀酒廠從釀酒到裝瓶，過程中產品損耗率幾乎是業界標準的兩倍。現在貝琪憂鬱症發作了。每天早上她醒來時都會問自己：「我今天能做什麼來解決這個問題？」但就算她擁有博士學位、卓越的見識，書櫃上也滿是自助書籍，她的憂鬱症十三個月來都未見好轉。若你有機會貝琪談話，也會立刻看出她很聰明，即使她正受憂鬱症所苦。理論上來說，她沒有理由不相信自己能擺脫憂鬱症。

然而包括貝琪在內的大多數人，一點都不像他們自己想的那麼厲害。在思考起不了作用時，我們對自己思考能力的自信，只會讓自己更難認清問題。自我分析所隱藏的陷阱被低估了。事實上，「靠著思考走出憂鬱」搞不好會帶我們繞另一條路「走入憂鬱」，讓低落心情深化成重度憂鬱症。

我們擁有高等語言能力，還能將想法儲存在腦中（稱為「工作記憶」），這兩種能力結合在一起，創造出一個極度驚人的機制來製造意義。但是這個機制產量過剩，可能會為我們帶來麻煩。即使一個困境結束很久，這個機制還是能輕而易舉地對其產生新的詮釋。一個工人到了週五，可能還在思考週一被主管惡意批評的事並想著：「也許是我三週前寄的那封電子郵件惹到他了。」那個製造意義的機制一旦開始過度運作，心情就會變壞，並且為事件想出各種多到數不清的隱含意義。「我為什麼如此鬱悶？」我們可以用環境因素創造十幾個合理的答案來解答這個困擾（工作很無趣、需要減肥、無法阻止地球暖化）。就算你現在只覺得有一點點難過，也花個六十秒想想看吧。我不相信你會想不出任何可能的理由。你會想到一些線索，但是這些線索中有許多都是虛假的，意思是它們和當下心情真正的來源並沒有關聯。低落心情真正的來源如果是甲狀腺低能或輕度感染，分析外在環境就沒有實際意義。更糟的是，由於我們會去注意那些假線索（所有讓我討厭這個工作的原因），所以也可能會找到新的理由讓心情低落。假線索的產生也許對適應性有益（這是徹底思索的重要之處），卻並非總是能讓人感到快樂。

由於我們對自己的思維極度信賴，所以反覆思考低落心情的成因與後果，這種驅力可能會逐漸強化成一種習慣。研究人員把這種思考習慣稱為「反芻思考」。有些人即便只是遇到小煩惱，甚或是在所處環境很友善的時候，也會進入反芻狀態。已故心理學家蘇珊・諾蘭—霍克西瑪（Susan Nolen-Hoeksema）與其他學者收集的大量資料一致證實，這是一種危險的習慣。在某份簡短問卷上回答自己反芻思考傾向比較嚴重的人，在日常生活中憂鬱心情維持得比較久，對未來比較悲觀，也比較難從天災或近期喪親等壓力源的影響中恢復。6

人類製造意義的機制很強大，可以為單一事件創造出無止盡的詮釋。持續不斷的思考卡住時，我們就無法為問題歸結出一個可靠的說法，既不會解決問題，自己也無法接受現況。當事者不僅不會積極設法解決問題，還會繼續在細節上糾結，一糾結就是好幾個月。

遇到這種狀況，製造意義的機制就會改變分析對象，焦點從外在環境因素轉移到內在自身的問題。[7] 針對多種思維所做的分析發現，一再把焦點擺在自身缺失上的人，就是和憂鬱症關聯最接近的那類人。[8] 堅持解決問題，這件事本身不見得有害處。事實上，有些治療方法就是強調主動解決問題（例如系統性地將問題拆解成小單位），這對憂鬱症患者就很有幫助。[9] 真正麻煩的是自我解構。

身為現代智人，我們有認知能力，也認知到自己有這種能力，所以另一個讓我們引以為傲的特點，就是具有細膩的概念自我（conceptual self），但那也會成為弱點。我們全心認同自己的自傳自我（autobiographical self）與人生故事，腦中播放與自己生活相關的電影，主角當然就是自己。然而憂鬱的人卻會重新分配他們電影中的角色，讓自己扮演反派，而且永無止盡地不斷演下去。一隻憂鬱的黑猩猩沒有深層的自傳自我，所以不會在腦中播映電影，也就永遠不會有機會在夜裡清醒地躺在床上想著「我這個媽媽當得真糟糕」。我們不斷思考自身弱點的能力，讓我們比其他哺乳動物更容易罹患憂鬱症。

由於人類具有強大的自我監控能力，所以還有一種很特別的弱點：我們無法改變心情。這一點在貝琪身上看得出來，她說道：「身為目標導向的人，我一直尋找（並且嘗試）可以快速擺脫憂鬱的方法，包括接受治療、打坐、服用安眠藥、試著做一些『會帶給我歡樂的事』，結果只有幫倒忙，因為我在做這些事的時候其實感到很絕望。」隨著憂鬱症一天天持續，無法改變心情一事逐漸變成惱人的想法：「為什麼就是好不起來？」、「為什麼如此軟弱？」這些自我監控的說法會成為反芻的飼料，而反芻又令憂鬱症更加惡化。這些事實再一次提醒我們，高等的語言能力確實是一種矛盾的天賦。

如你所見，我們對悲傷心情的詮釋是由一個製造意義的機制所驅動，而且它的速度很難放慢。據此，我們才了解，對陷在深度憂鬱中的人而言，最沒有用處的建議是「振作起來」或者「不要再去想它了」。這種建議幾乎不可能實現，沒用的程度大概和叫一個燒燙傷病患不要再覺得痛了差不多。10

鑒於與心情有關的想法難以壓制，不同的治療派別找出了巧妙的手法來微調意義製造機制的控制面板。其中一個很好的例子，如下頁所示，是一份習題稱為「以正念觀察念頭」。這類型的習題可以在一種較為複雜的療法中見到，叫作「正念認知療法」，科學家已經證實它對預防憂鬱心情持續惡化有一些效果。

思想之正念觀察

第一部分

一、　以舒服的姿勢坐好，最好是背挺直，腳掌平放在地上。

二、　閉上雙眼，繼續安靜地坐著。

三、　把注意力集中在你的呼吸流動上，注意空氣如何吸入你的鼻孔、進到你的體內、上升回來、再從你的鼻孔呼出。

四、　把注意力保持在呼吸上。

五、　持續專注於呼吸五到十分鐘。

第二部分

六、　將你的注意力集中在呼吸上，直到你覺得自己沉澱及穩定下來。

七、　現在專注在你的心智上。

八、　觀察你的思緒一道接著一道出現與消失的情形。

九、　注意你的心智如何處理思緒，以及一道思緒如何引發另一道思緒並依此持續下去。

十、　不要嘗試阻止思緒出現。只要觀察思緒在你心智的動態即可。

第三部分

十一、將你的注意力集中在呼吸上，直到你覺得自己沉澱及穩定下來。

十二、把你的心智想像成藍天，天空中有浮雲飄過。

十三、你觀察到有思緒出現時，將那道思緒想像成一片飄過的雲。

十四、觀察你的思緒雲飄過天空、飄出你的注意。

十五、不要對思緒雲做出反應；觀察就好。

取自：" Can Adult Offenders with Intellectual Disabilities Use Mindfulness-Based Procedures to Control Their Deviant Sexual Arousal?" by N. N. Singh, G. E. Lancioni, A. S. W. Winton, A. N. Singh, A. D. Adkins, & J. Singh, 2011, *Psychology, Crime and Law*, 17, pp. 165-179

這份習題的目的是幫助人察覺並承認自己的想法，但是不被這些想法擾亂。習題第三部分要做的是把心智想像成天空，各種想法在天空中像雲一樣地飄過。別懷疑，這絕對需要練習！如果你可以成功做完這份習題，恭喜你！你學到了一些技巧，有助於你從超然角度觀察自己的心智。一旦精通這些技巧，最令人不愉快的認知就會變得和世界上的其他物體一樣——都是浮雲——而且再也不是現實唯一的基礎。

這些療法能延緩低落心情發展成憂鬱症，而且都有一個共同特徵，就是會把內在說話者的音量調低，抑制我們分析意義。接納療法、正念療法或者認知行為療法——這些療法全都涉及建構包容力，允許自己有負面想法，透過這個方法來打破以想法為基礎的反芻循環，封鎖這條人類獨有的憂鬱症之路。

堅持所帶來的危險

如果你曾為憂鬱症所苦，或者認識有這種經驗的人，一定知道人在嚴重憂鬱的時候，會有一股留在床上的強烈欲望。咪咪・羅培茲每次出現這種情況，都會持續二到五小時，她是這麼說的：「在床上的時候我會放空，有時腦袋一片空白、什麼想法都沒有，不然就是只有一句話反覆出現，那句話就是：『我現在要做什麼？』對於這個問題，我從來沒有想出答案或解決方法。」

憂鬱症患者為何會躺在床上？並不是因為窩在被窩裡很舒服，而是因為這些人就是下不了床。其他的活動或工作幾乎全都成了折磨人的苦差事，就連淋浴穿衣這種簡單的活動也一樣。11 這看起來很奇怪。一個好手好腳的人竟然無法讓自己下床。怎麼會發生這種事？

一般人最直覺的答案就是，這種情況反映出當事人缺乏動機。憂鬱症患者沒有方向，不追求任何目標，無法驅策自己執行下一個行為，就會長期停滯在當下的行為。行為停頓最自然的位置就是床，因為它是家裡最常被人跟不活動聯想在一起的地方。

這個最直覺的答案能回答一部分的問題，但也僅止於一小部分，並引起我們進一步的疑惑：人當初怎麼一開始就會失去追求目標的欲望？

另一個答案牽涉到一個驚人的理論，而這個理論和另一條人類才有的通往憂鬱症之路有關。前面提過，低落心情會在我們完成目標的進度不佳時警告我們。12

低落的心情通常會在我們遇到障礙時出現。我們慣有的第一反應是加倍努力以達成目標。如果目標還是無法達成，低落的心情就會繼續惡化。然而到了某個時候，一定有一方得退讓。一般來說，隨著低落心情持續惡化，當事人會放棄目標，或者縮小目標的規模，然後轉而進行其他獎賞較好的活動。

艾瑞克・克林格（Eric Klinger）與蘭多夫・尼斯（Randolph Nesse）主張，低落心情能有效幫助動物停止徒勞的付出。13 在這個時間、資源與付出都很珍貴的世界裡，生物演化出一種機制來促使自己脫離失敗目標，對生存很重要。前面提過，在河彎覓食的那頭熊如果一直待在沒有魚的位置，就會餓死。

人類和心情的關係無疑比其他動物更複雜。我們可以選擇按照心情行動，或者不理會它。人可以嘗試不顧心情而繼續追求一個達不到的目標，宛如無視燃燒的煤炭而繼續穩步前行的踏火者。14

這麼一來，勢在必行的堅持意志和歷史久遠的情感系統就會僵持不下。要解決這個僵持局面，情感系統必須採取激烈手段。它會降低追求目標的欲望，不僅是當下達不到的那個目標，而是全部的目標。情感系統最終贏了之後，就會造成嚴重的憂鬱症狀，讓人只想躺在床上，疲累、麻木又沒有動機——統統都來。15

這就憂鬱症的典型現象：躺在床上，而且一躺就是大半天，即使還有其他的行動選項，當事人一概無視，或者判定它們較難達成而否決。

這個另類理論完全顛覆了標準解釋。憂鬱症患者會躺在床上，不是因為不追求目標。他們會躺在床上，是因為太執著於追求無法達成的目標。憂鬱症源起無法放棄追求達不到的目標，這是相當新近的觀念。但，這真的是人走向憂鬱症的可能成因嗎？

從大眾訪談資料來看，答案是肯定的。愈來愈多西方人——尤其是年輕人——會設下未來肯可能達不到的那一類目標。從一九七六年到二〇〇六年，愈來愈多高中生認為擁有大量錢財「極為重要」，比例從百分之十六升高到百分之二十五以上。[16]二〇〇〇年時，半數高三學生說他們計畫唸研究所（法學院、牙醫學院、商學院等）；這個比例是一九七〇年代的兩倍，但是同樣在這段時間內，高中畢業生念完研究所的機率卻一直持平，低於百分之十。[17]二〇〇五年，百分之三十一的美國青少年自認為有一天會成名。[18]就算我們把參加電視實境節目當成出名，也只有極小部分的青少年會達成這個目標。但最後，不過就在十年前，也就是一九九七到二〇〇七年這段時間，接受整型手術的美國人暴增了五倍以上，從此代表行為可看出，追求極度美貌變成新崛起的顯著人生目標。[19]現在的青年人也比以前更傾向認同「不得到應得的一切，我就不會滿足」這一類的陳述，顯示這些目標不只是空想而已。[20]也許你認為財富、名聲、美貌這類的目標從道德上來看站不住腳，某種程度上你也很慶幸知道，這些外在目標與個人福祉及快樂感較低有關。[21]然而，目標是什麼其實並不重要，只要致力追求任何達不到的目標——無論是世界和平或毫無條件的母愛——就會助長憂鬱症。

過度追求目標為何會導致憂鬱症，還有其他證據可證明，即完美主義者比不追求完美的人容易罹患憂鬱症。完美主義者傾向於保持高度自我期許。[22]瑪莉亞是這麼形容她自己的：「大部分認識我的人都說我有時候太拚了，不懂得放棄或『別再做了』。」她舉出一個例子：

> 我買了一棟需要整修的房子，當時我有全職工作，兩個小孩年紀還小，而我所有的空閒時間都用來整修房屋。有一個星期六我加班，大約下午四點回到家，做了晚餐，然後去貼臥房的壁紙。我一直到凌晨四點才把一個已經開始做的企劃案寫完，上床睡覺。我一向不喜歡把事情留著沒做完。我會一直做到對自己的成

果滿意為止。我為什麼會這樣？不把事情做完就渾身不對勁。一有目標我就會全力以赴。

我們可以容易看出，「堅持」本來是值得讚賞的優點，但在瑪莉亞的追求過程中遇到障礙時，就會變成一種不利的特質——無法放手。

既然憂鬱症與堅持無法達成的目標有關，這個道理在臨床上也適用於那些會突然引發重度憂鬱症的情境：妻子受盡傷害卻離不開問題重重的婚姻、運動員受了重傷卻狠不下心退休、遭到裁員的員工捨棄不了自己選擇的職業，即便那個領域並不缺人。

演化塑造出寬廣的環境，讓我們有動機去追求各種目標，若能帶來地位、保障、權力、盟友、迷人伴侶，通常令人難以抗拒。人類的意義製造機制負責填滿細節、分析某個環境下最重要的目標為何。意義的詮釋範圍很廣，人們可以投入的事業也很多，這兩點就有助我們理解，為什麼你優先考慮的事會和喀拉哈里沙漠的部落成員不同。當然，就算人類追求的目標比老虎或樹鼩追求的目標更多樣化，演化的限制仍然會起作用。

人類會暴露在罹患憂鬱症的風險中，最重要的原因可能是人類會追求非常抽象的目標，以及把目標設在難以評估進度的範疇中。[23]詹姆士・史廷普森的故事可以說明：

我現年五十七歲；大半輩子都陷在憂鬱中。我的問題始於童年時期。我父親是個大壞蛋，他是不折不扣的瘋子。只有我母親認不出他的真面目。她因為拒絕接受事實而盲目，只是用「明天一切都會好轉」的樂天眼光看待一切。

這個明天會更好的期待與惡劣的現實互相衝突；情況只是愈來愈糟。於是事情演變成權力遊戲，這兩個瘋子隨著時間過去，愈來愈擅於操控情感。我母親不斷灌輸我一個想法，就是我總有一天會贏得父親的關愛。我努力讓他感到驕傲，甚至進入陸軍服役（而且表現優異），但都徒勞無功。最後至少我看清了，無可否認，不管我做什麼，或者沒做什麼，都不會有用。

我母親從未原諒我「放棄」了父親。這對我來說是禍不單行：父親一向都宣稱我沒有用，我又因為沒能改變父親的心意而害母親期待落空。我讓父母都失望了。這給了我一股挫敗感，而我一直沒有恢復。這是我這輩子最重要的挑戰，但我失敗了。

到了中年晚期，詹姆士終於認清，執意追求無法達成的目標是他生命中一個很重要的主軸，也是他長期經歷憂鬱問題的主要原因。他所追求是很基本的目標，就是贏得雙親的愛，尤其是對他父親。他的故事生動地展現了追求目標會如何干擾心情，以及要放棄達不到的目標是多麼困難。

歡樂不再：追求快樂的文化

我們是唯一的物種，會依靠文化來引導自己找出哪些感覺值得嚮往，又該如何處理令人令人不快的感覺。在人類嘗試「糾正」低落心情時，一直都不只是靠自己。從來沒有一種動物像人類一樣，有這麼多關於心情低落時該怎麼做的建議可以參考——精神上的、藥物的、心理學的、源自民間的都有。過去十五年來，我們看到一股趨勢掀起，探討快樂與教人如何變得更快樂的心理學和科普書籍不斷成長。24 理想上，這些資源應該作為抵抗憂鬱症的堡壘。但事與願違，真實情況可能是相反的。我們以優勢文化建立心情方面的規範，雖然立意想必是良好的，卻令憂鬱症的流行更加惡化。

在西方，有一股促使人感受快樂的強大驅動力。這個傳統在美國尤其根深柢固。確切地說，我們很難想到任何比追求快樂還要能代表美國的事物。快樂和生命、自由一起被寫入《獨立宣言》，是人民的基本權利。想要快樂這件事，就跟蘋果派一樣美國。但是我們到底應該要多快樂？比全世界其他國家的人還要快樂嗎？

情況似乎是這樣。在數千份訪談資料中，研究人員要求不同國家的人評估各種心理狀態的吸引力與適當性，分析結果發現，澳洲人和美國人比臺灣人和中國人更喜歡愉悅、受歡迎這些正面狀態。[25]史丹佛大學的珍妮・蔡（Jeanne Tsai）所做的跨文化研究同樣也指出，歐洲裔美國人最重視某些特定形式的快樂，會把熱情或興奮這樣的狀態理想化，她稱為「高激發正向狀態」（high arousal positive state）。相反地，中國和其他亞洲國家的試驗則指出，東方人重視其他形式的快樂，最理想化的狀態就是安詳和平靜，她稱為「低激發正向狀態」（low arousal positive state）。[26]

文化會灌輸我們什麼是理想標準的感受，據此，文化差異在人生早期就出現了。研究人員發現，讓年幼的兒童評斷各種笑容照片時，美國兒童偏愛興奮笑容多過平靜的笑容，臺灣兒童則沒有這種偏好。美國人偏好高激發正向狀態，這或許有許多成因，但部分都出自一個重視活潑快樂的媒體環境。一項圖像分析研究發現，美國女性雜誌的笑容照片多是興奮的笑容，但是當中平靜的笑容照片，則比中國女性雜誌裡的還少。27

那麼，問題出在哪裡？我認識的每個人都想要活力、自由，還要快樂。盡可能追求最大的快樂有什麼不對？你愈重視你的快樂，就會愈快樂，對吧？

錯，令人信服的近期研究這樣說。

心理學家艾莉絲・莫斯（Iris Mauss）主持了兩項相關研究，從中找到證據支持另一種假說：比較重視快樂的人，得到預期快樂的可能性比較低。在第一項研究中，研究人員提出了一份問卷，用途是評量受試者在多大程度上把體驗快樂作為基礎目標。莫斯和同事發現，有些人對快樂特別重視，還下了註解：「如果沒有覺得快樂，也許是我有什麼問題」和「為了讓生命有意義，大多數時候我都得覺得快樂」。28令人意外的是，比起自認不重視快樂的女性，宣稱自己比較重視快樂的女性其實比較不快樂。具體說來，高度重視快樂的女性表示，她們對自己生命的整體過程比較不滿意，而且較容易受到憂鬱症症狀侵擾。更奇怪的是，太重視快樂反而會困擾生活壓力小的女性——她們才應該是最能輕鬆得到快樂的人。

第二項研究是一個很巧妙的實驗，研究人員在實驗中嘗試短暫地提升參與者對快樂的重視程度。他們的方法是讓一群參與者閱讀一篇假造的報紙報導，內容是頌揚達到快樂境界的重要性（另一群參與者閱讀的報導則與快樂無關）。在實驗過程後半段，參與者看了兩部不同的短片。閱讀頌讚快樂報導的女性說自己看完快樂的影片後，感覺沒有那麼快樂。研究人員再度推斷，重視快樂可能反而會令人感覺比較不快樂，尤其是在快樂唾手可得的時候。

這些實驗幫助我們了解，優勢文化的心情規範何以能使憂鬱症更加流行。我們現在的文化風氣是，追求快樂的步驟就如同達到其他目標一樣。只要我們努力追求快樂，就能掌握快樂，正如學會使用新的電腦軟體、彈鋼琴或者說西班牙語。然而，如果變快樂不能與其他類目標一概而論，為了增加快樂而付出努力，就可能會產生和期望相反的結果，讓我們失望——也許還會憂鬱——因為無法達到預期的目標。莫斯和她的同事認為，設下目標、想要變得更快樂，就像站上一臺奇怪的跑步機，跑得愈努力、速度就變得愈快。[29]

提高快樂標準，就會使得想要的感受和實際的感受之間落差變大。我們從珍妮・蔡的研究中得知，西方人一般會把興奮和其他的高激發正向狀態理想化。雖然這是一般趨勢，但她指出，理想化的強烈程度因人而異。更重要的是，把正向情感過於理想化的人，想要的感受和實際上得到的感受，落差可能很大。這個落差的大小能預示憂鬱症狀的強度。正向情感的理想程度與實際感受之間的落差愈大，憂鬱症的症狀也比較多。

這並不令人意外，把快樂目標設得很高的人受到低落心情打擊時，就像努力想成為億萬富翁的人收到法院查封通知。若你認為高度正面的心情應該很容易達成，就會把長期心情低落當成一種羞辱，也許還會引起你自我懷疑，把自己孤立與汙名化：「我哪裡出了問題？」對負面感受所抱持的負面感受，會讓壞心情變得更有破壞性。人如果為自己的心情設下不切實際的目標，在感受到焦慮或悲傷等負面情緒時，可能會比較難接受或容忍它們。[30]說也奇怪，能夠接受負面情感，不再努力讓它們消失，長期下來，似乎與感受惡化無關，反而與感受好轉的關聯較大。有證據顯示，人在接受負面感受之後，對那些經驗的關注和負面評價反而會比較少。有一些研究指出，在負面感受出現時能加以接受的人，往後出現憂鬱症症狀的可能性比較小。31

歸根究柢，追求快樂的強烈文化規範讓我們遇到了麻煩：我們的情感系統並不是以實現最終持久的愉快狀態為目的。在追求其他有重大演化意義的目標時，情感系統會以欣快感獎賞我們。舉例來說，當你發生性行為、或者最想邀請的對象答應和你一起參加舞會，欣快感就會出現成為獎賞。這些獎賞出現的頻率本來就很低，數量不大。的確，兔子吃完胡蘿蔔之後的愉悅感，是牠找到胡蘿蔔而得到的獎賞，但是身心健全的兔子不會就此滿足。兔子最終能活得夠久、繁衍出更多下一代，是因為愉悅感會中止後，兔子期待更多的愉悅感，才會趕快去尋找更多胡蘿蔔。一個目標達成後，強烈的幸福感消失得很明顯，心理學家與經濟學家還為這個現象取了一個外號：享樂適應（hedonic adaptation）。這種現象的影響力很強大，而且研究證實它簡直無所不在：無論是在購買一輛拉風的跑車、得到重大的升遷，還是搬進一間很酷炫的新公寓之後，愉悅感都會隨著時間（通常短得驚人）消失。32

享樂適應和我們遵循不了的文化規範湊在一起，是一個殘酷的組合。人會經常到不了強烈愉悅的境界，然後視之為失敗。在這些條件限制下，捷徑便顯得很誘人。忘了必須實現具有重大演化意義的目標，現在就給我愉悅感吧，拜託。吸食快克幾乎立即就會產生快感，但卻不能持久。長期下來，走快樂捷徑的人就會引火自焚，情感系統終究會主宰一切。

下一步該怎麼做？

人類憂鬱症可以在適應性沒有受到重大威脅的情況下出現，所以闡釋起來比老鼠或狗的憂鬱症都還要複雜。當然，人類的憂鬱症有可能起因於純粹與適應性有關的事件，或是受到環境的重擊而發作。但是人對這類重擊的反應，並非一直都在預料之中。以兩性關係為例，一般女性在丈夫宣布對她沒興趣、並且想要離婚之後，大概很快就會陷入憂鬱。有些女性處理心情的方法會讓一個小小的打擊（比如第一次約會後遭到拒絕）引起憂鬱症。約會狀況不好帶來心情低落，進而導致她著了迷似地不斷思考自己為何感情不順，久而久之就會深化低落的心情。

對快樂的強烈期待落空而形成挫折感，令心情更加低落。很快地，她的憂鬱症症狀加深，如同真的生病了，那場不順利的初次約會於是好像是申請離婚般嚴重。對她和跟她一樣的人來說，憂鬱症不需要等到適應性遭遇重大挑戰才會發生。突如其來的小打擊就夠了。

到目前為止，我已經展現了情感科學的獨特能力，足以解釋憂鬱症流行的起源，以及憂鬱症生根之後為何會如此頑強。憂鬱症會吸走人類許多美好特質的持續力，例如思考和使用語言的能力、對於遠大目標的嚮往、甚至是想要快樂的欲望。從這個角度看到的憂鬱症面貌，比缺陷模型所能提供的更豐富、更有趣，在某些方面也更令人憂慮。

我們已經知道，各種不利的環境因素聚集在一起，有些還是源自好幾百萬年前，它們驚人的匯聚，成了一場情感的「完美風暴」。特定的性格、日常作息及壓力源聚集起來，再加上現代人的情感管理策略，我們演化出來的情感能力會有不同的發展方式，而這就是憂鬱症流行的源頭。令人沮喪的是，人類的缺陷不是憂鬱症的成因，它反而是我們的特長造成的，這一點就能解釋憂鬱症為何成了根深柢固的問題，短時間內無法根絕。

這個論點很沉重，你也可能會懷疑情感科學家是不是太悲觀了。我不這麼認為。反之，當我們討論與分析憂鬱症時，情感科學是必要的務實態度。在我們認真了解眼前的對手之前，是不可能縮減憂鬱症的影響範圍。與此同時，我們也必須承認，要把我們的理論改寫成某種三步驟療程，是很困難的事。

儘管如此，拒絕輕鬆的解決辦法不等於放棄。事實完全相反。雖然本書不是提供建議的成長入門書，但本章卻還是提供了一些線索，有助於讓低落心情在變成重度憂鬱症之前得到妥善處理。舉例來說，我們提出了新的觀察角度，包括思考的代價、嚴厲批判自己低落心情有何優缺點、偶爾用平靜的態度接受低落的心情有何好處等等。另外，我們也解釋為何應該把目標設得很高，但不要太高；我們應該要認清，過度努力、堅持完成做不到的目標，可能對自己不利。我們也指出，人們應該避免執迷某個特定的快樂標準，並且明白快樂本身不是目標，而是在追求其他目標過程中短暫出現的副產品。接下來我們繼續前進，探討重度憂鬱一陣又一陣襲來的傷害。情感科學有其包山包海的特性，透過它，我們就能持續找出管理情感的線索以及開關，把情感帶到一個更好的境界。

第七章
黑洞：深度憂鬱的心理學

希薇形容自己憂鬱症最嚴重的時候，情況就像「穿著混凝土洋裝活動」。她描述說：「我的樂趣消失了。我不再聽音樂，不再把我那輛敞篷車的車頂放下。開車變得很困難，必須集中精神慢慢開，握著方向盤的雙手很沉重。我連哭都哭不出來。整個人洩了氣。我無法跟人對話，也無法忍受別人交談。我的回答只有是、不是、隨便、好啊、你高興就好、我無法決定、你來決定、沒差。」

深度憂鬱會摧毀做事的能力。它會讓簡單的事情變得難如登天。作家傑佛瑞・史密斯（Jeffrey Smith）把他的憂鬱症形容成停格的動畫。他每天晚上都會疲累不堪地在床上躺好幾個小時，而且保持同樣的模式，「無法重新睡著，但也下不了床。」一天終於亮了之後，早上那些簡單的日常慣例都成了難以克服的挑戰。他寫道：「到了準備上班的時間，通往廚房和浴室的樓梯看起來好像陡得沒辦法走，我的雙臂也沉重得舉不起來，無法在淋浴間裡洗澡。於是我就一直站在水柱下。」1

在這種淡漠的心理狀態下，失去行動、交談、睡覺或閱讀的能力相當常見。憂鬱症患者通常很冷淡。他們會降低自己的抱負和興致，對團體活動毫無興趣，覺得蒼老，認為自己沒有用。

憂鬱症患者有很多事做不來，或者做不好。就缺陷模型來看，這就已經足以證明憂鬱症毫無意義了。

道理很簡單：消除潛在的缺陷——無論是血清素不足還是悲觀的思維——並且把憂鬱症從人類所知的一切中抹去。表面上看來，這個論點很令人信服。我們生活在一個重視做事的文化中，其中一員，原本就傾向把人無法做事的狀態視為疾病。我們難以理解「穿著混凝土洋裝活動」的狀態怎麼會有用處，也難以接受在一些情況下，憂鬱——即便是深度憂鬱——的能力，也許是生存所需。

然而，我們陷入深度憂鬱的能力是一種演化而來的反應，而且這種反應有其目的：引導人進入疏離狀態。認清這個目的有助於我們了解，儘管憂鬱症會引發極大的代價，卻依然存在，並理解重度憂鬱症何以如此頑強。

第二次世界大戰即將結束時，三十六名因個人理想而拒絕從軍的社會役男自願有計畫地挨餓。這個計畫由安賽爾・基斯（Ancel Keys）博士主持，旨在對飢餓的生理學與心理學有所認識，以及為戰後歐洲可能會發生的大饑荒定出處理策略。在實驗的主要階段，受試者連續六個月只能吃到定額配給的糧食（每天大約六百大卡）。受試者都待在明尼蘇達大學美式足球場地底下的先進實驗室，不僅得遵守飲食規定，健康狀況都也受到反覆監控。實驗過程鉅細靡遺地記錄在分成兩冊的鉅著《人類飢餓生物學》（*The Biology of Human Starvation*）中，受試者的體重平均比實驗前減輕了百分之二十五。

飢餓不只減輕那些男人的重量，更對他們造成了心理傷害。他們起初是因為身心都很健康而被挑選出來參與實驗的。一開始大家士氣都很高昂：這個實驗會創造歷史，也是戰時為國家做的英勇貢獻。然而，飢餓令充滿活力的健康男性變得飽受憂鬱症徵兆所苦。除了新陳代謝及心跳減慢以外，他們還有體力變差的問題，有時候甚至連動都動不了。在測試飢餓對心理能力的影響時，這些男人都無法專注於手邊的工作。他們的思緒和注意力不斷回到食物上，對食物的欲望強烈到其中一人表示自己會夢到吃人的情境。這些男人對性愛也完全失去了興趣。飢餓還導致其中多數人的心情長期低落，這個現象記錄在他們的日記中，以及他們在實驗期間填寫的精神功能量表上。換言之，這些自願者呈現出許多顯著憂鬱症的徵兆。

我們從明尼蘇達飢餓實驗中學到，在某些緊急狀態下，最好的生存策略就是不要有任何行動。實驗模擬了饑荒與食物嚴重缺乏的情境，這些狀況曾經屢次導致我們的哺乳類祖先死亡，就連現在也對好幾百萬人的生命造成威脅。[2] 動物如果以激動的心情對饑荒做出反應並大膽探索新的可能性，存活下來的機率小於用低落的心情做出反應且行為退縮。我們是存活者的後代，所以演化已經事先把停止行為運作的指令內建在我們的心智中了。[3]

那麼，饑荒的例子是否代表深度憂鬱是由生理引起的？答案沒有這麼單純。我們身上會帶有這個預設的指令，也是為了準備應付以往對我們祖先反覆造成威脅的生理狀況。引發憂鬱症的狀況中，最激烈的一種會造成雙重打擊：嚴重失落與找不到方法（或者困難重重）。這類狀況與生理上的飢餓很相似。4

值得一再強調的是，即使陷入憂鬱的能力是一種適應作用，並不代表憂鬱症發作就一定是有益的。我們在第六章已經說明，就算是沒有重大的壓力源，認知能力與文化內涵也可以推翻人類天生的傾向並導致憂鬱症。即使憂鬱症是在對的地點和時間觸發，也會帶來顯著的代價。考量到那些代價，這種反應當然應該謹慎使用。

情感脈絡的不敏感性

身體在深度憂鬱時會運作不良，從這一點我們可看出憂鬱反應的目的。深度憂鬱是一種經過組織的反應，就是為了確保我們不會行動。情感系統會完全支配我們的身體和心智，還有身體的每一項本能——進食、睡覺、性愛、情感表達——並且將這一切導向疏離狀態。在宇宙學中，「黑洞」是恆星塌縮後形成的一種無形天體，其密度大到光與物質都無法從中逃逸。在重度憂鬱狀態下，情感系統很像黑洞，會用極大的重力吸走動力，讓人不再做事；所以身體健全的人會無法下床。憂鬱反應是在組織疏離狀態，產生吸走動力的黑洞，這個概念可能看似怪異或似是而非。它對我而言就是如此，至少一開始的時候是。我進入科學領域時，透過這個觀念來理解憂鬱症的人並不多。要到發生一連串的事件（工作上和私人生活中都有）之後，我才確信這是唯一說得通的理論。

一九九七年的一個溫暖夏日，我騎著腳踏車穿過廣大的史丹佛大學校園，正要從喬丹堂回到我在艾斯康地多村的公寓。行經帕羅奧圖研究中心時，我回想起了一連串事件，它們致使我來到史丹佛研究憂鬱的情感反應性。在此之前不久，我就是迷失在憂鬱的黑洞中，無可挽回也無法自拔。憂鬱症徹底毀了我。我原本是自視甚高的常春藤名校畢業生，正幹勁十足地開始修習歷史博士學位，期望能隨心所欲地生活，結果卻變成一個連購物清單都差點看不懂的傢伙。以前我很有自信，只要一開口就有人聽，後來完全沒信心，認為自己無話可說，也確信自己徹底完蛋了，人生最後一個篇章已經注定，結局就是失去理智、失去地位，我這個人會完全毀滅。

處在這個最低點大約一年後，我有了一點錢，那時浮現出模糊的想法，覺得也許能找到一條新去路，於是到一所社區大學修習心理學課程。雖然我在自暴自棄的狀態下學到的東西很少，但已經足夠讓我決定一件事：我要了解情感為何能令人不知所措。我要了解憂鬱症，或者嘗試了解憂鬱症到我死為止。我至少要知道會不會有人願意冒險給一個失敗的歷史學者一次機會。

我騎車穿過棕櫚樹間，想起了蘿拉．卡騰森教授（Laura Carstensen）帶著笑意的聲音，她告訴我這是她最喜歡這份工作的地方，然後說我錄取史丹佛的博士班了。我掛電話之後開始哭泣，然後擁抱我老婆。我得到機會與詹姆斯．葛羅斯（James Gross）博士一起研究情感，與伊恩．戈利卜（Ian Gotlib）博士一起研究憂鬱症；他們兩位都是慷慨大方的良師益友，也是世界級的學者。我也許可以透過和詹姆斯及伊恩一起工作來贏回我的人生，並且在過程中創造恆久的科學成果。我不能讓他們失望，不能讓自己失望。這是我得到救贖的機會。

我走在這條新道路上，慢慢找回了自己的腳步。

在我的新領域中，我所追問的問題有基本的研究意義，也有實務應用的重要性：持續的混亂心情如何對不斷發展的情感反應產生影響？我深入探究前人的成果時，發現答案似乎要視情況涉及哪種情感刺激而定。大家都同意，像是美麗的夕陽這種正面情感刺激，憂鬱的人會表現得比較疏離、比較沒有反應。如果是負面的刺激，多數人就認為它的作用正好相反，憂鬱的人會表現得比較投入且反應較大。確切地說，針對上述說法做過的測試寥寥無幾，卻有很多人贊同憂鬱心情會強化對負面刺激的反應。

這些意見有一部分來自情感理論。[5]這派學者的預設觀點是，心情與情感處於類似狀態的時候，心情會把情感放大。舉例來說，焦慮的心情會讓你更容易被突如其來的聲響嚇到。同理，一般的悲傷心情會放大你聽到不幸消息時的反應。更進一步地說，臨床上顯著的憂鬱心情則會大大強化對所有悲傷事物的回應。

第二部分來自關於憂鬱症的認知理論。這派學者也預期憂鬱的人對負面刺激的反應會很大。精神病學家亞倫・貝克（Aaron Beck）提出了一個核心概念，認為人是由於一種會造成問題的認知結構，才會容易罹患憂鬱症，他稱之為「負向基模」（negative schemas），負責引導我們對所處的環境進行分析並做出反應。負向基模是一股隱藏的力量，可以決定我們的明確信念（「我不討人喜愛」），以及我們關注與記得的事物。（悲傷的回憶是不是比快樂的回憶更容易令人想起？）這些認知結構並不活躍，對脆弱的人不會造成問題，但是負面心情出現時就不一樣了。在貝克的觀點中，負面心情會強化負向基模。在強化的同時，負向基模也與負面心情愈加融合，最後導致的劇烈情感反應會讓憂鬱症頑強持久。[6]

最後還有第三部分的意見來源，那就是在臨床環境下對憂鬱症患者的觀察。DSM手冊即是一個重要的例子，當中除了列出憂鬱症的正式診斷標準之外，還包含了精神病典型特徵的說明文字，都是以學界長期累積的臨床經驗為基礎。其中一段說明指出，憂鬱症患者非常愛哭，此印象太深植人心，就連臨床醫師都可能把病患哭泣視為憂鬱症的一個症狀。假設這些觀察結果是正確的，這些說明文字便暗示憂鬱症患者是一群情感反覆無常的人，容易受到干擾。

然而，我更加仔細檢視這些意見時，發現它們其實並不怎麼可靠。學界對情感有一些強烈的見解，但都沒有經過嚴格控制的研究驗證，這讓我很困惑。伊恩與詹姆斯都是大師級的實驗主義者，他們告誡我，實驗主義者的信條是：沒有根據的理論就和白日夢一樣。

我突然想到，我們對憂鬱症的普遍假設可能禁不起實驗數據的檢驗。憂鬱症患者通常都表示自己會感到極度悲傷、焦慮或憤怒。這些感覺是否反映出他們內在的高度情感反應性？有可能。又或者，這些感覺反映出來的會不會也有可能是充滿負面刺激的生活？一醒來就被懷著敵意的配偶嫌惡、開車去上班，做著毫無前途的工作、回家還要面對一大疊還沒繳款的帳單。然後上床睡覺，重複這一切。實驗好就好在它能客觀如實地測試反應性，因為它把人從偶爾混亂失序的生活中抽離——在實驗中，每個人得到的情感刺激完全一樣，都是在受控制的實驗室環境下發出的。

同樣地，我也不完全相信ＤＳＭ中憂鬱症患者較常哭泣的說法。一個人對帶著同理心的心理治療師說出自身的痛苦經歷時，不是處於日常的時刻，而是會讓人哭泣的情境。（輔導室裡都備有面紙，是有原因的。）在沒有更大範圍觀察的情況下，我無法相信憂鬱症會降低人的哭點。我想知道，如果我們把憂鬱症患者帶入實驗室環境中並設法惹哭他們，會發生什麼事？他們會與心理健康的人有任何不同嗎？我們需要做實驗來找出答案。

我承認，透過實驗去檢視，讓憂鬱症的人更悲傷有多容易或多困難，這聽起來可能很殘酷。（我幾乎可以聽到有人竊竊私語：羅騰伯格，對，就是那個把憂鬱症患者弄哭的傢伙。）但是為了科學，我必須說服我自己、指導教授和史丹佛的人體試驗審查委員會，這個實驗合乎倫理。我們要做的事情就像壓力測試，讓參予測試的心臟病患在跑步機上跑步，同時仔細監控他們的心臟活動。患者感到有壓力時，隱藏的心律不整問題就會顯露出來。同樣地，我們可以在受到控制的環境中擾亂情感，藉此精確診斷憂鬱症會如何改變反應性。我們的試驗會導致受試者極度痛苦且傷心欲絕，但過程中都有保護措施，包括一名在現場待命的精神科醫師。這項實驗可能帶來的好處很明顯：透過研究憂鬱時的心情與情感，就能聚焦觀察最重要的心理健康狀況中最重要的部分。考量到這份知識的可貴程度，不做實驗才是不合乎倫理。

為了準備進行第一次調查，我和同事剪輯了幾支短片，目的是要引起特定的情感。好萊塢是最擅長誘發情感的高手，所以我們買來一些為引發特定情感狀態而拍攝的影片，並將當中的素材剪接在一起。其中最有意思的影片是為了誘發悲傷或中性（幾乎完全不會流露情感）狀態而剪接的。悲傷的影片以戲劇化手法描繪一個死亡的場景，而且以失落及悲痛為中心；中性的影片則呈現出相對平淡的風景畫面。我們把影片播放給健康的人觀看，以確定它們確實有效。

把人帶進實驗室、讓數據說話的時候到了。第一個階段是登記樣本，這需要進行詳盡的精神病面談，以確認受試者患有憂鬱症，或者沒有任何精神病史。然後，我們在一個不同的場合讓憂鬱症受試者與非憂鬱症受試者自行描述他們的感受，以及他們在自己身上注意到的表達行為反應，同時將經過錄下來（利用隱藏式攝影機）；最後，我們透過安裝在他們手上和身上的小型感應器監測他們看過影片後的生理反應，例如心跳、汗腺活動，以及血壓。

我們得到什麼結果？首先，我們有一個與臨床經驗完全相反的發現：憂鬱症患者在標準化的悲傷情境中，絲毫不會比非憂鬱症患者容易哭泣。大約有五分之一的憂鬱症患者明顯哭了，比例和健康的受試者一樣。此外，憂鬱症患者哭泣時的樣子其實比較收斂。結果顯示，如果反應性是從一個中性的基準點來推斷，那麼患有憂鬱症的哭泣者在感受上與生理上展現出來的變化，其實比健康的哭泣者還要小。[7] 在我的第一個科學實驗中，憂鬱症似乎減輕了哭泣反應，而沒有將其放大。

綜觀這個實驗的數據——包含感受、行為，以及生理方面——憂鬱症患者對悲傷的影片並未顯示出誇大反應的跡象。相反地，患有憂鬱症的受試者在觀看中性影片時感受到的憂傷，比健康的受試者還要嚴重。若以那段中性影片當作基準（情感研究中的常見做法）時，悲傷影片在患有憂鬱症的實驗對象身上所引發的憂傷感覺變化，比健康的對照組來得小。此外，這種沒有反應性的現象無法用天花板效應加以解釋——也就是說，這個現象的起因並不是憂鬱症患者在觀看悲傷影片時，悲傷程度已經處於測量上限。事實上，就算分析時屏除那些說自己看中性影片時感到極度悲傷的憂鬱症受試者，差異還是很顯著。在慣有的看法中，悲傷的心情會放大對悲傷刺激的反應程度，而我們的實驗結果與之相違。我們發現，憂鬱症患者對極其悲傷的影片所產生的反應，和他們觀看平淡風景畫面時的反應沒有什麼不同。

這些初期的研究結果是僥倖嗎？我打算在論文研究中重現這些結果，並且解釋清楚。原來那個實驗有一個潛在的問題，就是我們精心剪輯且標準化過的好萊塢影片雖然毫無疑問非常悲傷，但可能與憂鬱症患者本身掛念的事並不相關。看著別人痛苦，甚至可以讓他們短暫分心，讓他們暫時逃離自己的夢魘。為了補救這個問題，我們進行了另一個會刺激悲傷的實驗，並確信這次的刺激與個人極度相關。我們錄下受試者描述自身悲傷經歷的畫面，以此製造出心理刺激。接著我們對著受試者播放影片內容（也播放了受試者敘述快樂事件及中性資訊的錄影畫面）。即便我們打造出與個人高度相關的悲傷刺激，憂鬱症患者的反應性還是降低了。[8]

到了我搬去坦帕、接下我的第一份工作，在南佛羅里達大學擔任助理教授時，已經有其他實驗室開始用更大範圍的情感刺激來做實驗了。我和我指導的研究生蘿倫・畢斯瑪（Lauren Bylsma）及貝絲・莫利斯（Beth Morris）利用一種稱為統合分析的統計方法，著手收集與合併所有的實驗結果。我們從十九份實驗室研究報告收集而來的資訊中，總共包含了超過九百名參與者的受試樣本。統合分析也讓我們得以集中各項實驗對情感的種種測量結果——從參與者描述的感受到皺眉頭等臉部表情，還有心跳或血壓反應等身體變化都有。這些分析整合後我們得出的結論，會比任何單一研究都確實而可靠得多。

蘿倫與貝絲對正面情感刺激反應性的分析結果，和預期相同。我們把不同研究匯集起來看時，發現憂鬱症患者的反應性比非憂鬱症患者低。真正驚人的結果在於，換成負面刺激時，也會出現同樣的模式——反應性較低。史丹佛的研究結果在十九個實驗中都站得住腳。要說的話，這個模式現在更明瞭了。我們把這個模式稱為「情感脈絡不敏感性」（emotion context insensitivity，簡稱ＥＣＩ），用以形容對情感刺激的反應性降低的現象。[9]憂鬱症患者在情感上「困住」了，他們在不同的情況下，描述和展現的都是相同的情感。刺激似乎再也沒有差別了：美麗的夕陽、初生的嬰兒、插好的花、啃食腐肉的蛆——每一件事物都同樣平庸。

我並沒有發現情感脈絡敏感性。這個現象一直都存在於憂鬱症患者身上。問題在於，有一道普遍科學看法築起的高牆，暫時令我們看不到它。然而我愈是思考ECI，就愈覺得這個觀點有道理，它看來也愈像是一個重要的真相，和我們對憂鬱症的其他認知也相符。10

舉個例子，這個現象與憂鬱症患者對自己的描述一致。憂鬱症患者覺得，他們當下所處的世界一切都沒有差別：生活單調、乏味、空虛、沒有意義。他們眼中的未來也差不多——是無窮盡的悲慘人生。我們對重度憂鬱最生動的描述，就是將它形容成一個毫無變化的陷阱。作家威廉・史泰隆（William Styron）是很有名的憂鬱症患者，他曾經在談到這種病千篇一律的可恨現象時說：「憂鬱的人是被判了活下去的刑。」11

ECI也與早期研究人員對憂鬱症患者的觀察結果相符；這些觀察通常是

在住院病人的病房中進行的。病人在臉部表情上毫無變化，而且自己獨處時會眼神空洞地凝視某個地方。[12]這種情況到了最嚴重時會變成緊張型憂鬱症（catatonic depression），這時患者會長時間無法行動或說話。雖然這種動態反應的中止現象在重度憂鬱症的住院病患身上最為明顯，但看來也會發生在其他狀況下，以及憂鬱程度較輕的患者身上。二〇一〇年，心理學家彼得・庫朋斯（Peter Kuppens）和他的同事在為時四十五分鐘的互動過程中，仔細地逐秒測量象徵快樂、憤怒及悲傷的行為。憂鬱症患者的情感行為在每一刻之間展現出來的變化，比非憂鬱症患者來得少。[13]

我們可以把缺乏變通性視為重度憂鬱的一種總隱喻。這種情況不僅出現在行為上，也出現在認知上。我先前提過，人一進入反芻這種典型的思考模式，就會陷入一種循環，反覆思考自己感到悲傷、煩躁的原因和意義。反芻不但是一種無法改變的認知方式，也象徵著一種被動、消極的做法，讓思考取代對環境的積極參與。認知研究人員也發現了其他形式的認知缺乏變通性（Cognitive Inflexibility），例如憂鬱症患者遇到人生中的重大事件時，往往堅持用特定的說法歸咎於自己（稱為歸因）。人若在出事情的時候固執地怪罪自己，或者總認為壞事會有寬廣而深遠的影響的話，也會導致憂鬱症惡化。[14]

事實上，我們看的層面愈廣，就會發現愈多憂鬱症缺乏變通性的證據，範圍遍及大腦與其他方面的身體功能。針對深度憂鬱所做的神經造影研究顯示，憂鬱症患者維持內省功能的大腦網路活動量比較高；而在進行外部工作時，注意力投注在自身以外的目標或事件，腦部區域就比較不活躍。[15] 數十年來對皮質醇這種壓力荷爾蒙的研究結果指出，許多憂鬱症患者長期過量分泌這種荷爾蒙。更耐人尋味的是，平常負責關掉皮質醇的開關，似乎卡住了。憂鬱症把這種荷爾蒙平日分泌的節律起伏變成了一直線。在一般會令皮質醇分泌飆高的情況下——例如必須對一群挑剔的聽眾做即興演說——憂鬱症患者的皮質醇分泌不會出現升高跡象。[16] 陷入憂鬱時，無論是獨自躺在床上、被愛人擁在懷中、塞在車陣中，還是受到言語謾罵，身體都是處於同樣程度的作戰狀態。[17]

深度憂鬱是經過組織的反應嗎？它是不是演化留下的一種能力，其目的是中止動力？過去十五年的資料（由我和其他研究者分別收集）讓我確信，這些問題的答案是肯定的。但如果你尚未被說服，還是有另外一系列的調查經由不同的路徑，指向類似的結論。

深度憂鬱為何會持久？

深度憂鬱的特徵之一就是它通常會長時間延續。平均而言，一次嚴重的憂鬱症發作會持續大約六個月，有時候還會延長到數年之久。[18]有一個問題是，「經過組織的疏離」這個概念能不能幫助我們了解憂鬱症往往會持久的原因。如果組織疏離反應是憂鬱症的一個重點，那麼便可推測，當事人愈是難以中止行為動機，憂鬱現象就會持續得愈久。

我打算驗證「動機愈難中止，憂鬱症就愈嚴重」這個推測。這種情況看來是有可能的，因為有些憂鬱症病患比其他病患更頻繁出現ＥＣＩ。那麼，ＥＣＩ最明顯、最壓抑及疏離的患者，他們憂鬱症的預後狀況會不會也是最差的？

答案看來是肯定的。在我最初的研究中發現，觀看悲傷影片及中性影片的反應最近似（可預期的ＥＣＩ壓抑模式）的憂鬱症患者，身心運作狀態是最差的；他們的症狀最多、強度最大、發作時間持續得最久，一名負責面談的人員也認為，他們的生理運作最不健康。[19]在另一個試驗中，我們發現在描述生命中悲傷的重要事件時，那些表現出最少悲傷情感的憂鬱症患者在過了一年之後，症狀改善得也最少。還有第三項試驗，內容是測試生理反應性的預測效力。在這個試驗中，觀看悲傷影片時沒有表現出迷走神經退縮反應（一種我們透過心電圖來評估的自主神經系統反應）的憂鬱症患者，在六個月後從憂鬱症中復原的狀況也最差。其他的研究團體也得出愈來愈多這樣的結果。在一項特別引人注目的實驗中，彼得・庫朋斯和他的同事發現，與父母親互動時情感行為每秒變化較少的青少年，在接下來兩年半之內出現首次憂鬱症發作的可能性比較高。[20]

所有這些資訊都令慣有的看法處於尷尬地位。如果憂鬱症患者的核心問題是對負面刺激反應過大，我們就能預期，反應最大最嚴重的憂鬱症患者，病況應該是最糟糕的，預後也最差。然而研究結果一再證實相反的情況，人對刺激有反應，未來憂鬱程度反而會減輕。[21]

我和荷蘭的同事所進行的研究，可說是最新近且到日前為止在某些方面最令人信服的。我們改在實驗室外的日常生活中做評估，檢驗這樣的關聯是否依然存在。荷蘭中型城市馬斯垂克的一家社區心理衛生中心，有四十六名憂鬱症的門診病患參與了這項研究。他們進行日常事務時，研究人員會反覆抽樣調查他們的感受，為期一共六天。抽樣手續透過一支小巧的手錶進行，手錶會發出嗶聲，提醒受試者回報他們上一次聽到嗶聲後經歷過的感覺，以及所有正面或負面的事件。感受與日常事件的採樣工作完成後，所有病患都接受一套藥物療程（使用抗憂鬱藥物），並且搭配相應的心理治療。最後，我們對全體病患做為期十八個月的臨床追蹤，以確定哪些人的病情減輕了，哪些人又沒有緩和。在這十八個月期間，二十六名病患的病情有所緩解，另外二十名則沒有改善。令人注意的是，後來一年半中憂鬱症復原狀況較差的病患，就是在採樣那六天裡，對日常生活中的負面事件表現出較低負面情感反應性的那些。22 反而是能表現出激動反應的憂鬱症患者，復原的情況比較好。

有些人在論及憂鬱症時，會用到「精神崩潰」（nervous breakdown）一詞，把憂鬱症說得像是機器失修損毀、成了一堆廢鐵似的。但從「動機愈難中止，憂鬱症就愈嚴重」這個模式中，我們發現更令人憂慮的事實。憂鬱症並非把我們變成無法運作的廢物，而是以特定方式決定我們的思想與行動，讓我們持續憂鬱下去。確切地說，深度憂鬱的滋生能力很強，所以經常會在引發憂鬱症的危機結束後，繼續延伸多月或多年。這是深度憂鬱最令人難以理解的地方之一：它持續的時間通常比表面上的憂鬱來源更久。

這一點有幾個可能的解釋。其中之一是，在憂鬱症的內建指令影響下，即使環境改善，還要隔一段時間心情才會變好。回頭看看明尼蘇達飢餓實驗那三十六名勇敢的自願者。在那幾個星期中，受試者在一定期間內不准進食，所以到了供食階段，他們都很期待能得到額外的食物配給。然而即便供食階段已經進行了六週，留下來的三十二名受試者心情仍然持續低迷；他們聽到日本即將投降的消息時，士氣只有微幅提升。[23]情感系統的這種延遲狀態或許看似殘酷，但它可能是憂鬱症的部分目的，負責壓抑行為，直到耗盡的精力得以復原。實驗的情況與這個推論一致，受試者經過好幾個星期後才開始增重，儘管食物的量增加了很多。最終他們逐漸恢復原樣。顯然我們不應該期望重度憂鬱的人立刻對好事表現出任何反應，就算是天大的好事也一樣。

第二個可能的解釋是，生物反應若強烈到足以中止探索行為，也許會造成意料之外的後果。我們不要忘了中止行為是多麼難的一件事。探索是我們天生的狀態。我們不只會為了第一次跟某人親吻或重大升職等豐厚回報而努力，也會在當下沒有獎勵的時候探索中性的情境。我們就和車子一樣，會在空轉時緩緩前進。

在中性情境（例如一項實驗剛剛開始時）下，多數人都會描述，自己感受到的正面影響多於負面影響，就如同有人認為，情感系統天生就稍微偏向正面狀態。心理學家把這個現象稱為「正向補償」（positivity offset）。之所以有正向補償，原因很明顯，就是它能促進人探索及從事新奇的事物。[24]從歷史來看，為了尋找一種新的美味莓果或有遮蔽的紮營地而漫遊一下，對適應性是有益的。

中止探索需要一種強而有力的機制，而且大多會帶來附加傷害（collateral damage），包括深度憂鬱可能會比引起它的危機還要持久。憂鬱症原本就會令人失去活力，所以我們很難分清楚當事人的狀況是憂鬱反應結束或是附加傷害正要開始。憂鬱症會導致生理健康問題，罹患高血壓與心臟病的風險提高便是兩例。這些後果有百害而無一利，所以我們根本無法將其視為演化的目的。

附加傷害這個概念很吸引人，僅管製造出這些傷害的確切機制目前還難以理解。[25]處於憂鬱狀態的身體畢竟會經歷許多變化，我們很難確認是哪一種變化可能在不知不覺中延長了憂鬱期。我們目前猜想有幾個可能的因素，第一是皮質醇分泌增加。我們先前已經提到，皮質醇是一種壓力荷爾蒙，對於身體在短暫緊急狀態中的活動很重要，例如斑馬需要逃離獅子的時候。一般情況下皮質醇會受到嚴密調控，才得以回復少量分泌狀態，但是許多憂鬱症患者體內的皮質醇卻會反覆增加。長時間處於大量分泌皮質醇的狀態，會造成嚴重的生理影響，像是肌肉分解，甚至大腦神經元受損。皮質醇長期大量分泌也可能延長憂鬱期，佐證在於，庫欣氏症患者經常陷入憂鬱；庫欣氏症是一種由皮質醇大量分泌所引起的新陳代謝失調現象。目前已經有科學家嘗試用藥物來阻斷皮質醇的影響，希望能有機會治療憂鬱症。

另一批可能延長憂鬱期的物質是發炎指標，例如細胞激素。這些化學物質會激起發炎反應，最典型的就是在受傷或感染部位形成腫大，而發炎反應有助於組織修復及傷口癒合。促發炎細胞激素和皮質醇一樣，在憂鬱狀態下會增加。我們並不完全了解為什麼會這樣，也不完全知道它們在人體內造成的所有影響。儘管如此，仍然有證據指出一個人體內有大量細胞激素時，會說自己感到噁心與疲勞。細胞激素愈多，人就會覺得愈不舒服。此外在大量給予受試者細胞激素的研究中，接受這些物質的受試者產生了類似憂鬱的症狀。[26] 細胞激素也是一個看來很合理的附加傷害。

要記得，雖然演化強勢塑造了我們的情感能力，但我們並不是演化的俘虜。

即便我們體內有強大的演化指令要我們陷入憂鬱，我們仍然保有一絲控制權，可以決定憂鬱的發展方向。人可以做一些事情來讓憂鬱症惡化，也可以做一些事情令它好轉——我們接下來幾章就會提到。確切地說，人類有時候做出的拙劣選擇，也是深度憂鬱比引發它的危機還要持久的另一個主要原因。

以一個連續三個月業績未達標且患有憂鬱症的保險業務員為例，在收到苛刻的績效評估之後，他衝動地走到邊間的辦公室叫主管去死，結果自己被開除了。這下子他除了心情差以外，還有了經濟問題。生活壓力並不往往發生在意料之外。心理學家康妮・哈曼（Connie Hammen）把這個過程稱為「壓力生成」（process stress generation），這個術語反映出憂鬱症患者可以透過自己行為造成的後果，導致憂鬱症惡化。[27]有一種麻煩的行為反應時常反覆出現，那就是透過大量用藥及喝酒來自行治療心情問題。大概每五個憂鬱症患者當中就有一個濫用藥物和酒精，這麼做也許可以非常短暫地提供紓解，但是長期而言卻會令憂鬱症變得更頑強。美國的已故專欄作家安・蘭德斯（Ann Landers）說得對：「酒精褪去之後，你只會比先前更憂鬱。」[28]

向前展望

憂鬱症的核心是一個緩慢移動、吸走動力的黑洞。它的動作如此緩慢，也許有幾個原因：憂鬱症的基本構造中內建了延遲現象；中止行為可能會造成附加傷害；人類會做出有問題的選擇、把憂鬱症發作的期間拉長。把這些原因綜合起來，我們就會開始了解深度憂鬱何以會如此頑強，而且通常不會被心理治療與精神藥物治療所影響。任何保證能輕易解決憂鬱症的人，都不明白我們面臨的是什麼。然而，儘管深度憂鬱具有耗盡病患精力且持久的特質，還是有人走出這個黑洞，邁向部分康復，有時候甚至是令人激賞的痊癒。在接下來的幾章，我們要談談是什麼讓他們得以成功脫離憂鬱症。

第八章
起起伏伏：憂鬱症的改善

我們對人為何以及如何陷入憂鬱有不少了解。負面思考、身處充滿壓力的環境、做事沒方法及壓抑的性格，這些因素會造成憂鬱不令人意外。但你若處於折磨人的嚴重憂鬱狀態，你最渴望的就是改善——只要一個徵兆讓你知道今天或許會比昨天好上那麼一點，任何一絲徵兆都行。深度的悲觀與渴望，二者會進行難分難解的拉扯。儘管有無數成功脫離憂鬱症的案例，也有無數研究發現陷入憂鬱的過程，但研究人員卻不太了解如何擺脫憂鬱，要怎樣才能從憂鬱症中抽身？

當年的我當然很想相信改善是有可能的。罹患憂鬱症十八個月後，我走在巴爾的摩市郊的伍德蘭大道，這是故意為了讓自己保持活動。這趟散步有比上一趟，或者上上一趟，還有更早之前那幾百趟絕望下的散步來得好嗎？雖然我想要相信這一趟確實比較好，但情況看來並非如此。車流，還有整個世界，從我身旁匆匆掠過。我依然無法清晰思考。我覺得自己是個完全毀滅的人，思緒一如既往地絕望。我察覺到其他人時，會想要知道活著是什麼感覺。他們不了解，也無法了解我內心的感受。我的軀殼仍然算得上正常。我覺得我應該要呼喊求救，應該要有人來幫我，但我知道那個呼救的時機已經過去了。最好還是就這樣繼續走，當個行屍走肉，這是我還做得到的少數幾件事。於是我繼續散步。我所有的樂觀都已耗盡，但依然無法接受這個我不願接受的命運。

有一個事實令人很欣慰，那就是多數人的確可以脫離憂鬱症。在一項相當謹慎的觀察研究中，馬丁・凱勒（Martin Keller）和他的同事以五年的時間追蹤了四百三十一名診斷出憂鬱症的患者——其中許多人虛弱到需要住院治療。觀察了兩個月後，有將近三分之一的病患從憂鬱期中恢復了。到了六個月後，康復的病患已經超過半數。追蹤五年之後，康復人數達到了百分之八十八。[1] 這些都是飽受最嚴重的憂鬱症所苦的病患，所以我們可以假設憂鬱程度較輕的人會康復得比較快，甚至更快。為期較短的門診病患追蹤研究資料中，病況減輕的速度大體上與凱勒的發現近似，或者更加理想。同樣地，比較能代表社會上一般憂鬱症患者的採樣資料也顯示，百分之九十的憂鬱期持續時間都在一年以下。[2]

歷史上，專家將憂鬱症當作一種自限性疾病（self-limitied condition），一個會自行終結的問題。[3]自限的概念在生物學中很常見：生物群落的成長可能會有自限性，因為群落只要擴展到一定的大小，不是產生的排泄物會變得有毒，就是群落本身會因為可得的食物全部消耗殆盡而挨餓。自限概念應用在感冒等內科病症上時，是指身體的免疫反應足以抑制感冒病毒。我們無法詳細說明終結憂鬱期的自限程序，所以會很想改用比喻的方式來解釋。[4]憂鬱症就像一場森林大火，在林中所有樹木都燒盡後，便會自行熄滅。

醫生往往會告訴病患憂鬱症有自限性，以幫助他們相信自己會好起來。這是一套立意良好的治療話術。只要患者不問太多問題，這種說法至少可以暫時讓他們感到欣慰。但是隨著憂鬱症繼續拖下去，含糊的說詞效力會減低。對一個已經走投無路、耐性是以天或以小時來計量的患者來說，最重要的是病情好轉的速度。被憂鬱症毀滅生命中最美好那段時光的人會想知道：「我什麼時候才會好起來？」光是聽到多數人終究會康復，即便這事是真的，對他們而言還是不夠。

關於憂鬱症改善的第二個根本事實，就是正規的治療可以加快好轉的速度。治療憂鬱症的方法很多，其中有三種療法所宣稱的療效，有系統化的資料可以提供支持：抗憂鬱藥物治療（antidepressant medication）、認知行為治療（cognitive-behavioral therapy），以及人際治療（interpersonal therapy）。然而，就如同自限性疾病概念安慰不了人，就算有證據支持這些療法，也不像乍看之下那樣令人感到欣慰。的確，這些療法通常會加快復原的過程，但它們在單獨個體身上會產生什麼結果，是無法預知的。不管是對醫生或病人，最令人挫折的地方都一樣，也就是沒人有信心能預測哪些療法會有效。儘管醫界一直在努力找出捷徑，想要預測哪些人會對哪些療法有反應，做療法建議時主要還是只能靠猜測。此外，我們也不會事先知道是否會有任何一種療法產生效果，就算是被證實可行的療法也一樣。我們只知道，嘗試有根據的療法，總比完全不嘗試來得好。

我們對如何爬出憂鬱症的深淵所知較少，這在某種程度上反了出疾病／缺陷模型帶來的影響，因為這種模型的立意是要找出造成憂鬱症的因素，而不是消除憂鬱症的要素。最後，我們對改善的了解有限，因為研究「改善」這件事就實務上來說很困難。做這樣的研究必須鑑別出一群罹患憂鬱症的受試者，然後仔細地反覆追蹤他們多年，這個程序需要投入大量時間、勞力和資金。有一條捷徑是針對尋求治療的患者，研究憂鬱症在他們身上的發展情形；事實上，我們對改善及改善徵兆的了解，有很大一部分來自對尋求治療者的研究。這類研究通常是在短時間完成的，主要是在釐清某種特定療法為何會有效（或者無效），但並沒有討論到為何憂鬱症患者大體上病情都會改善。現實環境中的患者不一定會得到治療，或是可能會經常改變療法，在這些環境下病情改善的情況如何，我們所知甚少。但是，儘管相關資料不夠周全，卻還是提供一些參考，否則我們唯一能確知的只有基本常識「憂鬱症康復是時間早晚的問題，適合的療法會加快復原速度」。

綜觀整體狀況，改善的軌跡有二。對大約三分之一的憂鬱症患者來說，病況改善的速度相當快，而且通常很持久。在其他三分之二的病患身上，軌跡就比較平緩。改善的進程時常陷入停滯，軌跡往上升的速度奇慢無比，而且幅度不均，也很容易崩落下滑。重新落入憂鬱症深淵這個令人厭惡的可能性始終存在：部分康復的人當中有三分之二會再度陷入憂鬱。復發——即深度憂鬱還沒完全離開，就又回到患者身上——大概是所有結局中最殘酷的一種。

為什麼有的人向前躍進，有的人呈現停滯狀態並重新陷入憂鬱，使得憂鬱症轉為慢性？憂鬱症改善這條路往往很曲折，而情感科學可以幫助我們了解它。

向前躍進

我們都會想要當那幸運的三分之一。在一項又一項的研究中，都有大約三分之一的憂鬱症患者病況很快就改善，而且改善範圍通常可以維持或擴大。我們在憂鬱症的光譜各處都看得到提早改善的案例，從輕微憂鬱到重度憂鬱的患者都有。[5] 在其中一項比較令人信服的研究中，阿敏・瑟格帝（Armin Szegedi）和同事追蹤了六千多名參與抗憂鬱藥物試驗的病患。他們推斷出，若服用藥物的前兩週病情有顯著的改善，那麼就可以樂觀預期患者後來的改善情況。[6] 另一項評估報告則指出，在藥物試驗過程中，抗憂鬱藥物所帶來的改善，大約有百分之六十是在治療頭兩週出現的。[7] 改善的進程其實很快，這個事實足以反駁一個精神藥理學的普遍見解，也就是要使用抗憂鬱劑好幾個星期，大腦活動才會出現臨床上的明顯變化。[8]

令人意想不到的是，關於憂鬱症進程的文獻資料中，到處都可以看到初期就有改善的病患。在認知治療的研究裡，一群接受這種療法的病患表現出「突如其來的改善」，而科學家一直無法釐清激發了這種現象的因素為何。[9]更難以理解的是，初期就得到改善的患者不僅有參與藥物試驗的人，連部分服用安慰劑的人也有改善。[10]此外，留在社會而沒有接受任何正式治療的憂鬱症患者族群中，也見得到初期改善的現象。[11]再者，一份排隊等待接受治療的憂鬱症患者名單上，幾乎每五人當中就有一人在等待期間顯示出改善現象，狀況顯著到通常可視為是一種「治療反應」（treatment response）。[12]

這些初期改善的病患至關重要，不只是因為他們病情緩解得比較快，也因為他們的改善狀況維持得很好。初期改善可能是康復得更完整、更持久的跳板。早期就出現改善的人，病情的長期演變態勢也比改善得較緩慢的人更理想。[13]在心理治療過程的研究中，科學家對病況突然改善的可能原因和這些改善所代表的意義，向來都極度關注。[14]

初期改善的病患向我們透露了什麼？猜想答案可能為「治療是有效的」。雖然這種詮釋很直觀，但我們還不清楚神奇的治療反應是不是這個問題唯一或最好的答案。治療反應無法解釋，為何服用安慰劑的病患、還在等待治療的病患以及社會上那些沒有接受任何治療的病患當中，也同樣有初期改善的人。開始接受治療或服用藥物並不是初期改善的必備條件。[15] 治療剛開始時出現的快速改善有可能是巧合，而完全不是治療本身的成果。

初期改善的普遍性顯示，這種現象或許不需要特別的原因，它可能是憂鬱症自然過程當中的一環。然而，若能了解為何有些人的憂鬱症發展方向比較良性，也許就能找到線索，進一步了解改善如何運作，以及憂鬱期可以用何種方式縮短。雖然我們對初期改善病患的特徵所知少得驚人，但我們可以利用經驗，根據綜合成果文獻及對情感系統的驅動力已有的認識，歸納出一些合理的猜想來推測初期改善到底是怎麼回事。[16] 現在我們依序來檢視每一個猜想。

猜想一：初期改善者面臨的複雜生活問題較少

回想一下情感系統面臨的困窘局面。情感系統的任務是歸納環境中包含的一切、可能遇到的威脅，以及採取行動的機會，然後指揮行為做出反應，或者讓我們保持原樣。拿珍來說吧，這名年輕女性原本處於熱戀狀態，卻經歷慘痛的分手，因而罹患了憂鬱症。這種個別的問題也許可以從低落心情的防護中得到好處——這是一段受到保護的暫停時間，讓珍停下來分析過去並思考解決方案。她的低落心情很有可能隨著她對未來做出決定而消失，無論是要找一個不同類型的新男友，還是暫時不談戀愛。珍的故事是其中一種初期改善者的寫照，她的憂鬱狀態讓她可以想出合理的方法來解決某個令人痛苦，但還處理得來的問題。

那麼，數個問題同時發生的話呢？想像一下，珍除了分手之外，又遇到母親又被診斷出罹患阿茲海默症。由於身體太虛弱了，珍的母親無法獨立生活。珍的弟弟判斷自己沒辦法處理這個狀況，便把所有醫療照護和住處的事留給珍一個人安排。在這種多個問題同時懸而未決的情境下，珍成為初期改善者的可能性就比較小了。

當然，憂鬱症不一定都是人生中重要的大事引起的，這種疾病也經常隨著種種進展遲滯的難題而產生，精神病學、醫學或心理社會學上的難題都有可能。值得注意的是，這些難題都是嚴重焦慮症狀、濫用藥物、慢性疼痛，以及持續的嚴重健康問題帶來負擔等……諸如此類的狀況。[17] 此外，壓力本身也有可能形成新的壓力源。如果一名患有憂鬱症的男性無法集中精神，結果就會造成他工作效率低落，而這又會導致他在公司縮編時失去工作，帶來額外的經濟困境。[18] 一項研究發現，若遇到三件帶來龐大壓力的人生大事，狀況糟糕的程度其實是遇到兩件這類人生大事的四倍，而這個發現也符合一般見解，數個問題結合在一起，會比個別問題分開來還要難處理。[19] 每增加一個新問題，情感系統要面對的等式就會變得更長也更複雜，其中包含更多未知的項目。如果沒有立即可用的解決方案，我們應該預期心情改善充其量也只會進行得很緩慢。

猜想二：初期改善者擁有對付憂鬱症的祕密武器

根據普遍認知中有助於讓憂鬱症就範的因素，我們可以推測初期改善者會嘗試運動、保持活躍，以及維持正常的作息。如果有接受治療，便會準時就診並遵循治療計畫。他們會嘗試充分利用自己的社會支持網路，而不是立刻從中退出。

初期改善者可能也受惠於一種先天的復原力，那有助於他們本能地做出對的事。妮可・葛許溫特（Nicole Geschwind）與同事發現，初期改善者的情感系統中具有引人關注的靈敏特性。研究人員給一群憂鬱症患者呼叫器，並且在他們開始接受一項藥物治療後，每天提示他們回報自己的情感狀態數次。治療的第一週，有些病患在正面情感部分有顯露出初期改善跡象。請注意，這些病患仍然有許多憂鬱症的症狀：他們無法專注、充滿罪惡感、依然有睡眠問題，而且持續為悲傷的心情所苦。但是治療初期，部分病患出現了細微的變化，他們感受到了些許熱情和歡愉。這種正面感受的初期變化預示著病患到了用藥的第六週，病況會有所減輕。

其中的差異很顯著。事實上，那些心情迅速改變的病患最後康復的機率，比沒有體驗到初期感受變化的病患高了三十四倍。[20]感受的快速改變怎麼會導致憂鬱症消失？有一個可能是部分人的大腦對藥物的藥理作用接受度異常地高，感覺往正面的方向發展，在他們身上是對藥物的一種初期反應。另一個假設也許更有意思，也許在一些病患身上，即便只體驗到一點點的正面感受，也足以催化行為，讓他們重新投入環境、尋求獎賞，並且在好事發生時從中受益。

確切地說，密集研究初期改善者，就是想要知道，他們有沒有任何訣竅或祕密武器，足以解釋他們何以成功。這方面的工作早就應該開始了。

猜想三：初期改善者很幸運

如果壞運氣會阻礙病情改善，在憂鬱症初期出現一個幸運的轉變，也許就足以中止憂鬱症的發展。雖然對正面人生大事與初期改善的研究還很少，但正面事件的發生通常預告著整體狀況會改善。荷蘭研究人員發現，基層醫療單位的憂鬱症與焦慮症患者康復前三個月，生活的正面變化都有增加。[21]英國的生活壓力研究專家喬治・布朗（George Brown）與蒂若・哈里斯（Tirril Harris）曾經把研究焦點集中在一種他們稱為「全新開始」（fresh start）的事件。這些事件能為一個不斷產生損失的局面注入希望，例如經濟拮据的年輕單親媽媽遇到財務穩定的男人，兩人進而決定共組家庭。布朗與哈里斯證明了全新開始事件發生時，根深柢固的憂鬱症就能改朝正面方向發展。[22]因此，初期改善可以反映出生活狀況好轉。

閱讀關於正面人生大事的文獻時，有一件事令我好奇，那就是這些事件的效果沒有不斷擴散。在許多研究中，研究人員統計發現，正面事件對憂鬱症並沒有決定性的影響。[23]從我列出的觀點來看，這很令人困惑：如果情感系統是重要的整合大師，就應該要有所適應，協助我們完成演化傳下來的所有目標。隨著我們在生存、繁衍、地位、結盟方面有所進展，憂鬱症應該要經常受到抑制才對。為什麼在許多案例中，憂鬱症患者經歷過正面人生大事後，症狀改善並不劇烈，甚至難以察覺？

這個謎完全戳中的我的親身經歷。一九九五年十二月五日，一個名叫蘇菲的美麗小女嬰來到這個世上。她出生幾分鐘之後，我把她抱在懷裡，望著她活力充沛的樣貌。還有什麼比凝視著自己新生女兒那靈活的雙眼，更能證明一個人生存繁衍的成功？然而我的情感系統一點都不這麼認為。大家都為了寶寶的事向我道賀，還說我一定很幸福、很驕傲。的確，蘇菲是個很棒的孩子。但是他們把她交給我時，我腦中想的都是：「我還沒準備好當爸爸。」而我也確實還沒準備好。

當時的我就和之前一樣痛苦。這種狀況對我來說很陌生：我有一個不知為何就是不肯放棄我的妻子和一個漂亮的女兒，但儘管生命中有了這些明顯的目標，我卻仍然極度憂鬱，絲毫沒有改變。我老婆懷了蘇菲。我改用另一種抗憂鬱藥物。蘇菲出生了。我再改用另一種抗憂鬱藥物。蘇菲在地板上跑。我還是跟以前一樣一團糟。我的情感似乎就是對我生活中的各種起伏毫無興趣；我把這視為最後的確認，我真的完全沒救了。我還是繼續進行長途漫步，只是背上多背了個小寶寶。

情感系統的運作並不透明。這個系統在整合我們的內在與外在環境時，不會對我們透露它的運作邏輯或優先順序。為什麼蘇菲的到來一開始沒有造成任何差異？是因為憂鬱症的心理生物動能太強，會在某段時間內摧毀它所遇到的任何阻礙嗎？我的情感系統是否計算出當時的我不適合生小孩，不該讓一個孩子進入一段關係緊張的婚姻、有一個認為自己心已經不在的父親，而且又是在我人生中一個無論經濟或其他方面都充滿不確定性的時期？抑或是我的情感系統只是在反抗我對已經安排好的人生規畫做任何進一步修改？這個謎很難解。我們無法確定答案。

可以肯定的是，我的人生規畫中沒有全職爸爸這一項。這是急就章的決定。即便我理智上知道這是一個轉機，是一個成長的機會，但我的身體並不想做這個工作。我發自內心地覺得自己沒有能力當爸爸。我盡了最大的努力，做法律上要求的義務：我會換尿布，蘇菲哭時我可以打起精神安撫她。但有什麼是我擅長的？我很擅長躺下來休息。這是最不令我痛苦的事。我喜歡蘇菲睡覺的時候，因為我也可以躺一下。我害怕女兒很快就會發現真相，發現她有一個消沉的爸爸。她每天都見得到我，但我不能讓她看到我這個樣子。我想逃跑和躲起來的衝動非常強烈。我急需振作。

要是我在一開始當爸爸時成為研究的受試者，我的資料點必定會不利於此假設：「情感系統會充分權衡正面事件」。讓人慶幸的是，我的資料漸漸不再那麼絕對了。到了蘇菲兩歲、準備上幼兒園的時候，我終於有了改善，而且改善程度很大。某件事物摧毀了憂鬱症的動能，但它到底是什麼？我的情感系統是不是察覺到我成功養育了一個活潑的幼兒、維持了家庭的完整，並且正開始投入新的事業發展？還是有其他隱藏的自限性程序正在進行？又或者，是不是這些事情以某種相輔相成的方式串連在一起？還有我親愛的蘇菲：是她給了我那股重要的推力嗎？幸好我們不能回到過去，靠著把她除掉來找出答案。要知道去哪裡尋找推力會很困難；事情不是在一夕之間改變的。她邁出第一步、在我們散步時說出她的第一個單詞（「鳥」）、在她一歲的生日派對上戴起國王的王冠。我的情感系統中就開始相信未來了。我開始奮力掙扎，走出憂鬱。這個過程進展得非常慢，改變是無法逐日看出來的，但是過了幾個月、幾年以後，不可能的事——從將人摧毀的憂鬱症中好轉——真的發生了。[24]

持續拖磨

我的改善經驗很遲緩，也會偶有停滯；很不幸地，這種狀況很正常，並非例外。因為這樣的過程而感到困惑，也是常有的事。憂鬱症曲曲折折的發展歷程經常令患者自暴自棄。科學家也不得不保持謙虛（雖然承認他們所知有限，也不是什麼光榮的事）。我們無法在與憂鬱症的對抗中占上風，部分是因為我們對改善的運作方式沒有充分理解。我們知道的只有線索。

在深度憂鬱和完全康復之間，有許多種不同程度的改善。沒有一個明確的狀態可以標出會引起混亂的臨床情感狀態終止，以及「正常」情感狀態開始的地方。然而在憂鬱症的狀態從黑轉灰的過程中，每一個程度的改善都很重要。憂鬱症狀每減少一些，就會讓身心運作的改善程度增加一些。長期針對同一群人做的大規模抽樣調查顯示，當一個人的症狀減輕，就會更有能力工作、去上學、當一個好配偶，依此類推。[25]雖然研究人員能證明憂鬱症階段性變化所造成的影響，連小幅度的變化也可以，但病患可能察覺不到微小的變化，尤其是改變發生得很慢的時候。深度憂鬱的激烈內爆現象可以不知不覺地減輕成僅僅是非常糟糕的心情，再不知不覺地減輕成一般的壞心情，最後又不知不覺地變成完全正常的狀態。改善的速度非常緩慢，所以憂鬱期沒有明確的結束時間；它沒有「末日」可言。

我們也知道改善的順序，即症狀消失的先後有其法則。布萊恩・亞可維洛（Brian Iacoviello）和他的同事找到了症狀還原現象的證據。[26]研究人員追蹤憂鬱症患者數次發作的情形，讓他們得以記錄症狀出現和消失的確切時間。這個順序規律得出人意料；症狀消失的次序大體上與原先出現的順序相反。最先消失的症狀是最後出現的那些，反之亦然。憂鬱症減輕的過程中，先前的階段和感受可能會反覆出現，而且順序是倒過來的。這些階段的維持時間甚至互相對應。改善時間較久的人，症狀一開始出現的時間通常也比較久。換句話說，發生的速度愈慢，停止的速度也愈慢。這些規律當中也是有變化的。由於症狀的種類和出現順序因人而異，所以改善期間最顯著的症狀也會有極大差異。那個久久不消失的頑強症狀在某個人身上可能是失眠，在另一個人身上可能是罪惡感，在第三個人身上也許是疲勞。不一樣的人，擺脫的症狀也有所不同。27

在希薇身上，最令她不適及煩惱的症狀是最先消失的。首先她發現自己可以動了。她自殺未遂後過了一星期，人還在醫院裡，「害怕自己永遠好不起來。」數週以來她一直為四肢沉重、無法動彈所苦；連打開信箱都讓她覺得痛。現在她發現自己漸漸可以活動而不會感到痛苦了。下一個恢復的是進食能力。她在罹患憂鬱症期間，有好幾個月的時間都吃不下東西。她喜愛食物，也嘗試進食，但是「吃了兩三口，我的喉嚨就會閉起來」。那段時間她瘦了二十五英磅（約十一公斤）。現在她又開口吃東西了，她沒有什麼食欲，但能進食這件事本身就是一大樂事。希薇回到工作崗位時，對這些徵兆的意義抱持謹慎的態度。過了三、四個月，改善依然持續著，她才膽敢對康復燃起希望。

最後一個消失的症狀是睡眠障礙。這與症狀還原現象一致，因為睡眠障礙正是希薇第一個出現的症狀。隨著憂鬱症惡化，她會每晚躺在床上煩惱自己這個母親當得很失敗、擔心女兒的未來，腦中充滿令她絕望的想法。現在她對自己和對女兒的教養比較有耐心了，不會再挑剔。她會聽冥想的CD，並且從中受惠不少。她也提醒自己如果有需要的話，可以服用曲唑酮（一種可以幫助睡眠的抗憂鬱劑）。「最壞的情況是什麼？就是吃曲唑酮罷了。」她躺在床上睡不著時，會告訴自己說她正在打擊憂鬱症；她正在贏回自己的人生。她熬過來了，現在她即將過得比以前更好。最後希薇都會睡著。漸漸地，就連這個僅存的症狀也消失了。

改善通常是遲早的事，但是憂鬱期持續得愈久，改善所需的時間似乎也就愈長。馬丁・凱勒與他的同事透過長年每月定期追蹤病患，記錄下這個現象。如果一個病患已經處於憂鬱狀態三年，這個人在下個月定期追蹤前開始復原的機率只有百分之一到百分之二。[28] 這是初期改善現象令人不安的另一面：如果錯過了初期改善的機會，復原過程便可能會拖很久。

在少數的憂鬱症案例中，改善會陷入停滯；如果憂鬱期持續兩年以上，可能會被診斷成慢性憂鬱症。[29] 造成改善受阻的原因並不會令人意外。有一名評論者曾經這麼說：「慢性憂鬱症的決定因素在性質上和急性憂鬱症沒有什麼不同。」[30] 也就是說，我們到目前為止討論過的所有低落心情與憂鬱症的起因——神經質的性格、讓心情備受壓力的日常作息、或者童年時遭遇創傷——也都會引發慢性憂鬱症。慢性憂鬱症的患者只是比憂鬱期較短的人遭遇到更多這些因素罷了。

生活壓力也會造成這種後果。一如充滿壓力的生活能讓人患上憂鬱症，持續暴露在壓力源之下也會令憂鬱症維持下去。壓力是造成改善受阻的一個主要因素。舉例來說，在治療研究中，與伴侶關係不睦、經常起衝突的人，對為時三個月的三種療法所產生的反應，都比關係和諧的人來得差。[31]還有一項治療研究則在研究之初對每個受試者的社會狀態進行評估，然後隨機指定療法，並於十二週後再評估一次。跟經歷比較順利的患者比起來，曾經遭遇過重大逆境的病患對治療產生反應、以及從憂鬱症中康復的機率大概只有一半。值得注意的是，所有令人反感的事件影響力不盡相同；與遭到羞辱或誘騙有關的負面事件，對改善的阻礙是最大的，例如一名女性患有關節炎而行動不便，同居伴侶卻是吹毛求疵且不時有暴力傾向。令人嫌惡的社會情境阻礙了症狀改善，無論病患接受的是哪一種療法；處於這種社會情境中的患者接受十二週的治療後，病況有所減輕的還不到五分之一。雖然多數的治療研究只做短期評估，但研究人員還是發現，嚴重的生活大事即使過了四十五週，仍會妨礙治療反應，證明這類事件會促成慢性憂鬱症。[32]

不過，雖然導致憂鬱症發生與促使憂鬱症持續的因素很類似，我們卻不能斷定慢性憂鬱症和較短期的憂鬱症完全一樣。憂鬱症一旦演變成慢性，便會為患者帶來至少三個特殊負擔。光是時間拖長，就會令憂鬱症格外耗費精力。作家維吉妮亞・赫弗南（Virginia Heffernan）是這麼說的：「除非你錢很多，有能力在莊園療養院中休養（訪客要走下有階梯的海濱草地，才能找到正在畫架前專心作畫的你），否則你陷入憂鬱時也只能繼續生活下去。」對一個平凡人而言，「那代表要面對電話、約會、雜物、假日、家人、朋友，還有同事。對我來說，這就是事情亂成一團的地方。憂鬱症對我的個人能量有了新的限制：每二十四個小時裡，我保留的能量──個性、對話、活動──只有三小時的量，後來變成兩個小時，然後是一個小時。我拚命過完一整天時，必須謹慎運用這些能量，因為儲備的量用盡之後，就會無法控制自己的發言。」33

慢性憂鬱症比短期的憂鬱症更會嚴重打斷和擾亂人生規畫。想想那些履歷表上有一大塊空白的人，還有成績從優等變成必須輟學的大學生。慢性憂鬱症會嚴重改變一個人的自我概念，比短期憂鬱症的影響力還大。為時數個月或數年的憂鬱期會強化病患的悲觀想法，認為自己完全無用、無力、無能。隨著憂鬱期拖長，人對自身經歷的認知也會改變。憂鬱症患者會變得記不起快樂的時光，想不起心情正常的時光，對心情正常的概念也變得陌生。不只一名患有憂鬱症的受試者面對訪談時，只能用苦笑來回應我的問題：「你上次覺得自己一如往常是什麼時候？」[34] 這就是慢性憂鬱症造成的迷惘。

向地獄邊緣前進

威廉・史泰隆撰寫《看得見的黑暗》一書，重現了他罹患憂鬱症的情形，令人難以忘懷。他在書中指出，一般的語言無法描述憂鬱症患者的心路歷程，只有像但丁《地獄》這類作品，才能忠實呈現「這種深不可測的磨難」。史泰隆說：「對那些曾經深陷在憂鬱症的黑暗森林中、了解那種無法形容之苦的人來說，他們走出這個無底洞的過程就和這篇詩歌向上前進的情節一樣，步履艱難地朝著上方走出地獄的黑暗深淵，最後進入但丁眼中『閃亮的世界』。」[35]

只要有足夠的毅力，憂鬱症患者遲早都會走出黑暗。但是這趟旅程並非到這裡就結束了。對某些人來說，這樣的改善是持續康復的開始，世界也確實會亮起來。然而細微的憂鬱症徵象還是會悄悄殘留在許多人身上。標準的情感疾患治療，即使是在專門安排的環境下進行，通常也還是會遺留殘餘症狀。病患「幾乎」完全康復了，但也沒那麼完全。

「幾乎」康復夠不夠好？哪些形式的苦難是人們可以接受的，這其實是倫理與社會的問題，而不是科學問題。我們的文化對一個人應該有何感覺，以及哪些症狀不應容忍，有各式各樣的主張。就情感科學上，我採取中立的立場。我們無法在情感光譜上找到一個點，預先界定它是正常且受到偏好的情感狀態。針對各種內在及外在處境，我們有一系列相稱的情感與情感徵候。殘存的低落心情就和深度憂鬱本身一樣，是我們情感系統的自然產物，有壞處也有益處。

話說回來，雖然演化限制了我們，我們卻不是演化的俘虜。我們沒有天生享福的命，並不代表我們就得默許心情低落。我們從流行病學中知道，殘存的憂鬱症狀是最能預示深度憂鬱復發的因素之一。就這方面來看，即使憂鬱症就要完全被擊敗了，復發的風險依然很高。在最後兩章，我要從情感科學的觀點來推敲，當我們說到復原時，指的是什麼。我會探討，為何會在憂鬱期已經大致結束後，情感系統還繼續和殘存的低落心情糾纏不清，也會討論這些邊緣狀態為何經常會把患者置於危險的處境。

第九章
在地獄的邊緣

無論那個壓在你肩頭三年的重擔是什麼，現在它都消失了。然而你依然提心吊膽。你不知道自己能應付多少壓力。你不覺得自己還能恢復往日的模樣。1

——克利夫・李奇

探討憂鬱症的書，通常不會有一個章節專門寫病患接近康復的時機，也就是最壞的情況過去，但還沒完全恢復健康。在這段時間裡，嚴重的自我厭惡被微微的自我不滿取代，睡眠狀況好轉但偶爾仍會斷斷續續，原本低落到谷底的心情也變成了淡淡的空虛感。然而，經歷殘存憂鬱現象的人最切身了解，這個時期是憂鬱症最難應付、也是最不穩定的階段。這是一種極度邊緣的狀態，可以決定復原的進程。研究人員設定憂鬱症的疾病模型時，只把觀察焦點對準完全的憂鬱症，所以殘存的憂鬱症相較之下也只得到殘存的關注。很多人就連「殘存憂鬱」（residual depression）一詞都沒有聽過。

生活中有部分恢復原本的樣子，是會令人困惑的。你不確定憂鬱症是不是徹底消失了，不知道該如何做出適切行動。作家暨記者翠西・湯普森（Tracy Thompson）便寫道：「我渴望好轉；我告訴自己，我已經在好轉了。實際上，憂鬱症依然存在，宛如一股強勁的水下逆流。有時候它會抓住我，把我拉進水中；有時候我又能自由地游動。」[2]她在住院治療憂鬱症之後回到《華盛頓郵報》工作，但她的認知注意力只能斷斷續續維持。「我會寫很長的備忘錄來提醒自己正在進行哪些事項，有時候卻在後來發現我幾天前就寫了另一份類似的。」

此外，這個時期人會處在社交邊緣。深度憂鬱期間，患者會有強烈的衝動要避開他人、從社會中抽離。隨著憂鬱症改善，病患會開始重新跟別人互動、接電話、安排計畫、對別人表達情感。這個時期可以用來評估人際關係受到的損害，試探眾人的回應。然而進展都是慢慢來的。最糟糕的時期過去後，患者本身和他們的社會夥伴都不知道彼此之間處於何種狀態。現在的相處標準是什麼？要容忍處在憂鬱症發作的痛苦中而失能的病人很容易，但是對一個已經康復大半的人，應該容忍到什麼程度？

在我自己的邊緣時期，依然會有想要躺下來的黑暗時刻。有時候我會屈服。我記得妻子蘿拉問過我：「你要我把你當成病人還是健康的人來對待？」我猶豫了，因為我不知道我要什麼。在病患公開病情與接受治療時期給予支持的配偶、上司和朋友到了這個時候，可能會對容忍失去耐性。所以，病患也有可能認為自己和憂鬱症已經毫無關係，但憂鬱症實際上還沒有完全消失。貿然說出「我病好了！」的下場，是獨自承受殘存憂鬱的重擔。在最壞的狀況結束後，大家都會有一股強烈的動機去假裝一切都已經恢復正常。邊緣狀態太複雜了，複雜得難以解釋。

密爾瓦基的心理治療師辛蒂・李察遜（Cindy Richardson）從最近一次憂鬱期走出來後的情況就是如此。辛蒂過去二十四年來會斷斷續續地發作。最近一次發作結束時，她感受到「輕微憂鬱的可能性和風險」。她說在這個謹慎的時期，她感覺「有一點瘋狂」、「無法預測」、「很忸怩」，而且「反覆無常」。雖然身為心理治療師的她知道憂鬱症並非反映人的軟弱，也知道尋求社會支持很重要，但她還是沒有說出她揮之不去的痛苦，甚至對她的伴侶戴夫隱瞞。辛蒂嘗試「靠自己」，她不願「在自己消沉時成為大家關注的焦點」，因為擔心朋友會離她而去。她渴望恢復健康，渴望「把憂鬱症幾乎都忘掉」。

有殘存症狀的人在尋求幫助時，也是處於邊緣狀態。醫師接受的訓練和正規的憂鬱症療法，大多是針對急性憂鬱症開發的。對專業人員來說，憂鬱症的殘存階段是一個雲霧籠罩的模糊領域。[3]應該用多激烈的手段來治療殘存憂鬱、應該治療多久，他們都沒有一致的定論。由於資源有限，治療過程中眾人自然聚焦在憂鬱症的急迫階段，也就是最劇烈和最折磨人症狀上面。但在臨床試驗慣例上，我們是以憂鬱症狀減輕的程度來衡量療法成功與否，而非完全消失的症狀多寡；這依然說明了殘存症狀的存在。[4]憂鬱症治療成功的評量標準是減輕百分十五十以上的症狀。另一個標準是緩解，而緩解的定義是憂鬱症的嚴重程度降低到一個級數之下，最常見的測量方式是以「漢氏憂鬱量表」（Hamilton Depression Inventory）為評量標準，七分以下就合格。

達到這些里程碑無疑是好消息。然而若仔細探究有多少憂鬱現象在達到這樣的改善程度後還依然留存，結果會令人相當吃驚。[5]在一項代表性研究裡，以百憂解治療八週並符合研究中完全康復標準的病患，有百分之八十還留有精力低落、無法專注或其他殘存憂鬱的症狀。[6]

成功康復應該意味著憂鬱症已經完全治好，而且任何殘餘症狀都不重要。然而最近的資料顯示，少量的殘存憂鬱現象長期下來產生了出乎意料的不良影響。尤金・佩可（Eugene Paykel）和同事發現，在持續改善的憂鬱症患者當中，殘存症狀會讓他們往後回到深度憂鬱狀態的風險提高成原來的三倍。有殘存症狀的人裡，百分之七十六出現復發情形，而沒有殘存症狀的人則只有百分之二十五復發。[7]同樣地，一項大規模的分群研究發現，在康復期有殘存症狀的人，復發速度比康復期間沒有症狀的人快很多——平均快了三倍以上。[8]對首次發病的人追蹤調查最多達十二年的結果，也顯示出同樣的模式。在康復期間有殘存症狀的人，其深度憂鬱復發的時間較快、頻率較高，往後的病況也會更嚴重且拖得更久。[9]也就是說，「幾乎」痊癒沒有你可能以為的那麼好。我們需要更健全的策略來處理殘存憂鬱。[10]我們沒能在與憂鬱症的對抗中占上風，其中一個原因就是我們可用的治療方法會把許多人留在部分康復的邊緣狀態。

處於部分康復這個邊緣世界的人有數百萬個，住在曼菲斯的無業單身女子莎拉・馬修斯是其中之一。她與憂鬱症斷斷續續搏鬥了十五年。近來她接受一種混合三種藥物的新療法，病情有了改善。莎拉的心理治療師在最近某次診療時要她完成一份憂鬱症問卷，結果判定她為輕度憂鬱，在她意料之中。然而，殘留不去的憂鬱讓她求職變得很困難。「你知道自己必須怎麼做，但就是做不到，」莎拉不耐煩地說。「感覺就像你的雙腳上壓著磚塊。」她的遲疑不決令她難以專心尋找工作，殘餘的自我批判傾向破壞了她對雇主有效推銷自己的能力。過去她曾經屈就於「爛工作」，結果低落的心情侵蝕了她那份自信，否則她總覺得應該把目標設得更高。莎拉接受的療法全都是藥物治療，配方多年來改變了數十次，但是她一直無法讓恢復正常的時期持續下去。只有不定時短暫出現一星期的愉快感受能帶給她安慰。莎拉相信，若她能把低落的心情拋開，她比較外向、風趣的一面就會顯現出來。天生就很會說故事的她聊著自己性格當中因為憂鬱症而消失的那些部分，聲音透露出一股激昂。她等不及病況改善，「有時候，我好想掙脫我的身體，感受自由」。

許多人都和莎拉有一樣的經驗。但是殘存憂鬱往往遭到忽略，所以針對它的研究非常少。從情感科學的觀點來看，它只是另一種情感狀態，是我們需要記錄下來的憂鬱症自然發展過程當中的一部分。邊緣狀態就是在深度憂鬱消散後殘留的淺度憂鬱。這種狀態存留的原因與我先前探討過的低落心情持久因素有所重疊。

未消除的壓力源可能會限制心情的改善程度。這些壓力源可以是深度憂鬱所帶來的後果——緊張的婚姻關係、中斷的事業或學業——也可以是新出現的。在莎拉的案例中，擔心自己找不到擅長的工作是一個持續不斷的主題，為她多年來時好時壞的情感問題蒙上了一層陰影。莎拉已經有很長一段時間無法確定自己可以做什麼工作，或者應該做什麼工作。多次轉換跑道後，她也三十八歲了。她很後悔自己先前沒有抓住擔任廣播節目主持人的機會。找不到擅長的工作，影響了她的康復情形；她很擔心求職的事會一直拖下去。

即使病患的心情好轉了，如果日常作息持續耗盡病患的精力，好轉的過程可能還是會無法突破，因而限制了病患可以達到的改善程度。莎拉說她知道陽光和運動是「免費的抗憂鬱劑」，這個說法在情感研究中已經得到證實。但是她並沒有按照這項知識行動，反而經常穿著睡衣在家混到下午三、四點。雖然心知肚明，她仍持續維持這套會讓她心情空虛的作息。

一個人的性格，也就是他天生對壓力獨有的反應，同樣有可能限制住心情在深度憂鬱過後的改善情形。莎拉完全了解自己很容易陷入憂傷——她的家族有憂鬱症病史。有許多年的時間，她目睹母親多次飽受折磨人的憂鬱期所苦。莎拉的精神科醫師建議她接受認知行為療法以打破這個不同世代間的循環，以及嘗試逐漸減輕她往負面想的傾象。

我們最完善的數據顯示，那些只有部分康復的人裡面，大約三分之二會再度陷入深度憂鬱期。邊緣狀態和淺度憂鬱一樣，相當危險。在這個不穩定的階段，持續朝不切實際的目標努力、對低落心情出現有害的反應（如酗酒、濫用藥物）、對心情懷有不切實際的期待……等等會讓心情惡化的行為，都提供了深度憂鬱再度出現的途徑。

此外，復發還會帶來一種令人恐懼的新現象。我們有強大的證據可以證實，情感系統從邊緣狀態回到深度憂鬱，會比首度演變成深度憂鬱要來得容易。不需要像第一次那麼多的不幸，就可以把人推回那個深淵。一系列大量的生活壓力與憂鬱症研究不斷證實，憂鬱症的二度及三度發作與重度生活壓力之間的關聯，並不像首次發作那麼密切。[11]這些發現顯示，深度憂鬱發作一次就可以改變情感系統往後的運作方式。

擁護疾病模型的人將憂鬱症的復發傾向當作病理上的損傷，他們認為再度陷入憂鬱的人會變得更加殘缺。精神病學家羅伯特．波斯特（Robert Post）曾經提出一個影響深遠的生物模型來解釋憂鬱症容易復發的現象，他稱之為「激發模型」（kindling model）。透過這個模型，科學家用其他動物癲癇發作的過程來類比人類情感發作的進程。其中一項關鍵的觀察結果是，自然刺激或人工引誘引起的癲癇，都能逐漸對大腦造成改變，使得往後引起發作所需的電流減少。[12]久而久之，激發癲癇所需的外在刺激愈來愈少，最後就變成自發性現象了。「激發」概念套用在憂鬱症上，我們也看到，憂鬱症發作同樣會逐漸改變患者的大腦；每發作一次，下次發作所需的環境壓力就會變得更少。[13]

憂鬱症對病患造成的改變不只一種，這是無庸置疑的。而憂鬱症引起的改變開啟了它本身的復發之路，似乎也說得通。然而，用「激發」來做比喻——這個詞暗指一種病理過程，也暗示大腦受損——是有問題的，而且或許也不必要。一般和情感有關的改變過程也許就足以解釋憂鬱症容易復發的現象了。

情感系統對於新知和往事特別有反應。情感緊密地交織在一個由思緒、感受、經驗及記憶組成的網路中。在人類身上，這個網路構成了我們的一生。想像一下有個朋友在離開十年後回到兒時故鄉的情景。穿過小學操場時，他腦中也許會湧現回憶，想起打鬥遊戲、躲避球，還有操場警衛粗啞的聲音。如果他走過老舊的電影院，腦中又會浮現其他的畫面。他無需花費心思，就能憶起在某個炎熱的夏夜排到街角的人龍、電影院大廳那腐朽的氣味，還有硬梆梆的座位。漫步在小時候住的街道上，他重溫初戀時某些尷尬的酸楚，以及手足失和時的爭吵。往事全都湧上心頭。正如我們都有過的經驗，我們所想、所感覺、所記得的一切都強烈受到當下的情境脈絡驅動。

我們的思緒、感受、行動及記憶之間的脈絡連結之所以存在，並不是為了讓我們得到懷舊的愉悅感。它們是演化上對生存很有利的條件。試想你是一個正在尋找食物的採集狩獵者。你在一座黑暗的森林中，努力想要記起某一片長滿美味莓果的土地在哪裡。你看見一棵倒下的樹，這天稍早你發現那片土地時就是坐在這棵樹上休息。然後你腦中靈光一閃，想起了應該往哪走。隨著開始往正確的方向移動，你對正確位置的記憶也會因為飢餓的折磨而愈加清晰。我們在這個世界，無論任何時候都要面對許多行為選項，而思緒、感受和記憶之間的緊密互聯能幫助我們把注意力集中在當下最重要的事物上。飢餓等心理狀態對安排一些行動、思緒及記憶的優先順序而言相當重要。你在這天稍早時也許跟一名部落長老起了爭執，但要等到把美味的莓果摘到手，你才會為爭執的事情苦惱。[14]

心情就和飢餓或痛楚一樣是攸關生存的心理狀態，可以將思緒、感受及記憶結合再一起。憤怒的心情會改變我們腦中的優先順序。它能讓我們想起從上司或配偶那裡遭受的屈辱。我們隨時都準備好對任何新出現的輕蔑態度進行強烈反抗。同樣地，悲傷的心情能讓我們想起自己過去的失敗和缺點。這時我們更能看清自己哪裡做錯了。

心情對認知產生的這些影響，有一個專門術語可以稱呼，叫做「心情一致記憶」（mood-congruent memory）；我們會思考與當前心情狀態相配的內容，而心情一致記憶是這種思考能力加強後的結果。在實驗中，快樂的受試者想起愉快個人經驗的速度勝過不愉快的經驗，而悲傷的受試者則比較快想起悲傷的回憶，而不是快樂的。[15]心情一致性的作用在於，心情會自動喚起和當前狀況關係最密切的思緒與記憶。以悲傷的心情來說，我們腦中會自動想起關於失落的思緒和記憶。有了這個隨時可以派上用場的工具，我們便可以更堅強地面對任何可能會使我們犯下重大錯誤的情境。

不過心情一致性雖然具有適應性，卻也是有代價的。舉個例子，它會令我們的心智變得比較遲鈍。一般來說，我們具有轉移關注焦點的能力，而處於悲傷心情中的人通常會嘗試正面思考或回想快樂的記憶以轉移注意力。但是深度憂鬱的心情一致性很強烈，會把人的注意力固定在令人難過的事物上；簡單地說，這會使患者難以將關注焦點從負面思想及回憶轉向正面的內容。16 憂鬱症患者在進行心理治療時只要被問到當天過得如何，他們通常都想不出任何一件正面的事情。找到理想的停車位或被人讚美這樣令人開心的事，都被低落心情的烏雲籠罩了。在一些研究中，我們透過訪談評估受試者有沒有能力回想與自身有關的快樂記憶，我發現不只一名憂鬱症病患對此完全啞口無言。深度憂鬱把人變得連自己一生中任何一段有意義的快樂回憶都想不起來，無論訪談者有多同情、再怎麼提示都一樣。即便憂鬱症患者想起了快樂的記憶，這些回憶的影響也會變小，而這或許並不令人意外。想起快樂的時光，無法帶來平常會產生的好處。17

長時間下來，心情一致性還會導致其他的重大代價。每一次心智優先處理悲傷事物時，都會更強化對悲傷事物的聯想。久而久之，心情一致性就會編織出一張又大又繁複的網。具體地說，研究人員也證實，這種稱為「提煉記憶」（memory elaboration）的過程集中在人腦內的特殊結構「海馬迴」進行。海馬迴長久以來都因為對構成記憶很重要而為人所熟知，它也負責從不同的觀點理解一段記憶，並協助將這些理解傳播到大腦各處。與我共事的記憶研究專家肯尼斯・馬伯格（Kenneth Malmberg）這樣解釋提煉記憶造成的後果：「你就是你過去經驗的總和。」[18]

被困在這張網中的危險，通常隱而不顯。隨著憂鬱症患者康復且心情恢復正常，負面、悲觀的典型思考模式也會漸漸消失。[19]表面上一切都很順利。然而諸多壓抑的聯想——那些互相連結的思緒、感受和記憶——都潛伏在表面下等待著，就如同我們早已忘記的童年回憶一直沉潛，只有在我們回到往日家鄉時才會復甦。[20]短時間的心情低落就可能足以讓我們想起全部的負面思緒、感受及記憶。[21]對有大量強烈聯想的人而言，就算是輕微的低落心情，或許也已經足夠重新鬆開這些認知上克制情感爆發的因素了。

深度憂鬱會強化悲傷心情的網路，這個見解並不僅僅是一項薄弱的推測。在嚴格控制的實驗下，研究結果支持此一論點。在一項代表性研究中，珍・米蘭達（Jeanne Miranda）與賈桂琳・伯森斯（Jacqueline Persons）分別針對有憂鬱症病史及沒有憂鬱症病史的人，檢驗他們對自己的負面色彩看法。負面色彩的看法又稱為「失功能態度」（dysfunctional attitude），當事人透過一些陳述來自我證實，例如「如果我問問題，會顯得很蠢」或者「如果我工作沒有做好，就是做人失敗」。[22]在實驗剛開始時，受試者心情良好，研究人員評估他們的失功能態度。重要的是，在這個時間點上，針對有憂鬱症病史的人所做的評估結果和沒有憂鬱症病史的人並無差異。研究人員接著讓每一名受試者閱讀一系列負面的語句，引起低落的心情。對沒有憂鬱症病史的受試者來說，心情雖然變了，但沒有激起更多失功能態度。但是在有憂鬱症病史的人身上，心情低落令那些失功能的負面想法衝到高峰。

在實驗室中為幾句負面陳述傷感，與真正遭遇深度憂鬱復發，兩者差距當然很大。悲傷的心情與負面認知之間的強烈連結是否真的能預示復發？辛德・西格爾（Zindel Segal）和他的同事在一項實驗中調查了這個問題，實驗對象是已經透過認知行為療法或抗憂鬱藥物達到穩定康復程度的憂鬱症患者。[23]研究人員讓病患聽憂傷的音樂或閱讀一系列令人沮喪的陳述以誘發低落的情感狀態，並且分別評估病患在此之前和之後對於自身的負面色彩看法。病患在情感誘發之後轉向負面思考的程度因人而異。有些人的變化很小，有些人的轉變則很劇烈。研究的下一個階段是對受試者進行為期數年的臨床追蹤。以下是關鍵發現：負面色彩思考在情感誘發後增加最多的那些人，追蹤調查那幾年間憂鬱症復發的機會最大。

掙脫枷鎖

情感系統就算只是遇到些微刺激，也很容易回到深度憂鬱狀態。幸運的是復發並非無可避免，而且是可以反擊的。目前用來緩和復發風險的對策主要是使用抗憂鬱藥物。把抗憂鬱劑當成防禦第一線的做法符合缺陷模型，例如以某個生物模型來看，憂鬱症是被「激發」的。一般人認為，這些藥物是用來對治持久的易傷性，所以精神科醫師通常會建議已經發作過三次以上的病患終生服用抗憂鬱劑以維持治療。[24]

然而要減緩或預防復發，抗憂鬱劑並不是唯一證實有效的方式。以心理學為基礎的療法——最好的例子就是認知療法及正念認知療法——只需相對短暫的時間，也能展現出類似的防護效果。[25]這些療法以心理學為基礎，它們的成功牽涉到我們如何看待憂鬱症的易傷性。

憂鬱症傾向反覆發生，由此可知，情感系統的預設機制就是可塑性（plastic），碰上不同經驗會有不同反應。可塑性的缺點就是，深度憂鬱一旦持久，整個情感系統就會被重置，以適應低落的情感狀態再度回來。好消息是可塑性也有另外一面。透過這些以心理學為基礎的療法，我們就可以解開情感系統的憂鬱設定。正念認知療法特別吸引人，因為它的目的就是要斷開悲傷心情與負向習性的連結，不在傷心時對自身有負面色彩看法。這種療法融合東方宗教與認知療法的技巧，以冥想來協助我們包容與接受心情低落期，同時避免自己陷入負面色彩想法的無盡循環。保持正念為何有助於改善，我們要探究的還有很多，但支持這種療法的資料顯示，特定的心理技巧可以阻止心情持續惡化。以心理學為基礎的短期療法有激勵效果，不只是因為療法本身有用，更因為以它的預設立場來看，腦部並不存在對於憂鬱症的持久易傷性。

到目前為止，我已嘗試解說為何我們似乎在與憂鬱症的對抗中節節敗退。羅患憂鬱症的人愈來愈多，儘管有療法卻難以控制，就算沒有陷入復發的循環，也經常演變成慢性憂鬱症。自然而然地，我會把探討重點放在造成這些不良後果的不良條件（liability）上。有些不良條件會出現，是因為我們古早的情感系統處於新奇的運作環境，有些則起於我們人類有時很特殊的情感調節方式，還有一些是起因於我們當代文化強調的規範。這些不良條件共同促成了一個適合低落心情發展的環境。

但是我們和憂鬱症的對抗並不是一定會失敗，絕非如此。當然要抱持希望，但要實際、不好高鶩遠，因為令人容易罹患憂鬱症的因素當中，有幾項是可以改變的。我們可以透過變換日常作息、重新設定目標，以及改變我們對心情的詮釋或反應來修改情感發展的軌道。改變文化或性格比較難實行，但是讓自己更進一步地認識這些因素如何影響心情，顯然就是跨出正面的一步。

此外，雖然憂鬱症出現與復發的比例在整體趨勢看來並不樂觀，我們還是要強調成功擊敗憂鬱症的人很多。不是每個患上憂鬱症的人都會留在邊緣狀態，也不是每個人都會復發。事實上根據一些近期的估計數字，有過一次憂鬱症發作經驗的人當中，半數以上不會再發作第二次。[26] 儘管沒有完整記錄下這些人的經歷，但我們確實知道他們之中有許多會痊癒，而且不需要接受任何正式治療就能常保健康。除了轉向光明面，看看這些人如何掙脫邊緣狀態、維持健康，此外，我個人的例子也能說明，只把焦點放在不利條件，或許無法找出所有我們需要知道的事。

在寫書的過程中，我判斷這是個適當的時機，可以把我的過去告訴十六歲的女兒蘇菲：我罹患過憂鬱症，而且嚴重的程度幾近把我整個人摧毀吞噬。儘管我對討論這個話題感到焦慮，我們對話的過程卻很自然也很實際。最後蘇菲問我：「你會不會擔心憂鬱症復發？」

回答她之前，我猶豫了。按照常理來說，我是應該擔心。我的不利條件很多。我很年輕就得了憂鬱症。大致而言，第一次發作的時間愈早，預後的狀況就會愈差。我的憂鬱期很長，比四年還要久。再次強調，大致而言，憂鬱期較長意味將來的病況發展較差。四年的深度憂鬱幾乎毫無疑問地改變了我的情感系統，把情境、思緒、感受和行為都燒熔成一種心理狀態，也就是憂鬱的強納森。也許他還在，還等待著復甦。此外，我當初的憂鬱症極嚴重且破壞力極強，這對將來也是不好的預兆。

還有一個不利條件就是我的憂鬱症對許多療法都沒有反應。我服用了六種抗憂鬱劑，還有後來用於加強抗憂鬱劑效果的藥物，也在約翰霍普金斯大學備受推崇的情感疾患部住院接受一個月的精神病治療，結果都沒有效。[27]最後，我的家族有憂鬱症病史。我體內幾乎無疑帶有讓我容易罹患憂鬱症的基因。從小到大，我聽過父親那邊許多親戚罹患憂鬱症的事，甚至可以追溯到他們還在祖國俄羅斯的時候；母親那邊雖然沒有那麼憂鬱症的案例，卻也有親戚罹患焦慮症與思覺失調症。[28]我的性格有點神經質，這大概源自我的家族血統。

有這些因素在，我的憂鬱症早該復發了。但是這十三年來，深度憂鬱從未再度找上我。沒有復發的時間愈久，我就愈有可能成為一生中只有過一次憂鬱症發作經驗的人之一。（如果一切順利的話，我會是其中一個被心理學家史考特・門羅〔Scott Monroe〕與凱蒂・哈尼斯〔Katie Harkness〕以好記的英文縮寫ＳＬＥＤ來形容的人；這個縮寫的意思是一輩子只經歷過一次憂鬱期〔single lifetime episode of depression〕。）[29]我告訴蘇菲：「事到如今，我已經不怎麼擔心了。我想我會成為其中一個幸運兒。」

我對蘇菲說的話是真的。我相信我已經走出了險境——也覺得很慶幸。從父親的角度來說，我很高興自己能把這些事都告訴她，但是從科學家的角度來說，我對自己的說法並不完全滿意。我接受的訓練讓我對莫名其妙的樂事或走好運感到不安。我的幸運還是要有實際的解釋比較好，最好不是只有我一個人這麼好運，而是可以套用在其他即使具有不利條件、也還是從深度憂鬱中完全康復的人身上。在最後一章，我要談談我們對實現這些理想結果的人了解多少。

第十章
痊癒的喜悅

深度憂鬱的殺傷力極強。每次發病過後，都會隱約殘留下後遺症。深度憂鬱很容易復發，有時候會反覆發作達數十年之久。但是對其中一小群病患而言，憂鬱症並沒有遮蔽未來。這群患者恢復了心理健康。憂鬱症並沒有嚴重復發，可能也永遠不會出現這種情況。[1] 對一些人來說，痊癒著實令人喜悅：經歷過憂鬱症之後的生活比生病之前過得還要好。這些人是誰？他們為什麼會得到獨特的美好結局？雖然這些問題很重要，針對它們所做的研究卻不多。

幸好情感科學給了我們一些思考這幾個問題的方法。若要這麼做，我們得先改變著眼點。截至目前為止，我們很自然地把討論聚焦於讓人心情低落的種種內在及外在因素。現在我們要考慮另一個面向，看看身為整合大師的情感系統是如何被心情形成的過程所影響。

我們在探討喜悅的痊癒有沒有可能出現，所以自然會想知道閱讀本書能否幫助你從憂鬱症中康復。在談論這個問題之前，我要先提出幾個告誡。首先，這本書不能取代心理健康專業人士的意見。另一個告誡則延續我的主要前提，也就是我們需要回到原點。我們在與憂鬱症的對抗中節節敗退，部分是因為我們對這種疾病的基本解釋——認為它反映出缺陷——就已經錯了。找到更多有效解決方法的第一步就是糾正這個基本解釋，而我的書是朝那個目標努力的成果之一。最後，我對任何簡易且一體通用的憂鬱症解決方案都抱持懷疑態度，你也應該對它們存疑。憂鬱症的自助策略，已經被立意良好但誇大效果且讓人產生錯誤期待的書搞得亂七八糟了。若能用十個簡單步驟戰勝憂鬱症當然很好，但事情鮮少會那麼容易。誇大效果的書會令讀者洩氣、失望、意志消沉，而且會損及專家的信譽。[2]我就沒有寫過教人自助的書，至少不是一般人所想的那種。

現在告誡釐清了，就讓我來斷言，從情感科學著手，的確對飽受憂鬱症所苦的人有幫助。它確實可以提供關於康復過程的見解。而且從某些方面而言，情感科學療法其實比其他方法更加樂觀。我們將會看到，喜悅的痊癒不但有可能發生，情感科學還有助於解釋它為何會發生。

情感科學療法的一個好處是它的廣度。情感系統是整合大師，所以能接受許多信息輸入。我已經說明過，人經常會在不知不覺中經由多種方式造成自己心情低落。相反的情形同樣成立。也有很多方法能重新讓心情好起來，這是一個樂觀的事實。各個領域都能找到協助。我們可以透過藥物或飲食來改變思考方式、自身周圍的情境、人際關係、體內的運作狀態（透過運動或正常睡眠）以及大腦，藉此讓心情向上提升。就這方面而言，情感科學療法很歡迎病患瀏覽所有探討憂鬱症的書。

蘇西・韓德森（Suzie Henderson）走出憂鬱症的漫長歷程可當作範本，說明多樣化對策的好處與必要性。蘇西在十幾歲到二十多歲這段時間和憂鬱症搏鬥了六年。她服用過抗憂鬱劑，也看過幾名心理治療師，但是都沒有什麼用，最後她串起了一個解決自己情感問題的方法。她將自己的復原過程詳細寫出來：

一個醫生建議我服用魚油，所以我便開始吃魚油，不過並沒有留意到有什麼變化。持續吃了幾個月之後，我察覺到自己變得比較能以平常心處事了。我開始冥想和做瑜伽。一開始我慢慢來，大概一週上一堂課。我開始培養自己有關營養的知識，把三餐吃得均衡。我的康復有一個關鍵要素，那就是我不斷注意自己的思緒，並且進行正面的自我對話。心裡的聲音特別負面時，我就會對自己說一句話，內容非常簡單。我只是提醒自己我很堅強、很健康、很美。我一天說這句話好幾次，其實也不用去數。我這麼做至今已經好幾年了。基本上就是要用正面的習慣把負面的習慣排擠掉。這不是什麼快速解決方案，但如果你有耐心的話。這對我的助益真的很大。其他有幫助的辦法包括了解自己和自己的做事方式，並且努力讓生活達到平衡狀態；睡眠充足、放輕鬆、吃得好、提醒自己有些什麼天賦，以及我想感激的一切。要把心思集中在負面事物上很容易，但即便只是在日記中回顧一天，想想有哪些事物在你心中激起一絲感激之情，也是有幫助的。也許這一切說穿了就是對心智與身體的再教育。支持相當重要，無論是來自朋友或心理治療師。還有一件對我有幫助的事，就是努力達到一個特定目標，並且發揮我的潛力。

正如蘇西的故事所說，可以轉移心情的方法很多。謹慎地試驗各種不同的手段，可能會收到成效。除了嘗試正規治療及藥物之外，蘇西還主動改變飲食、睡眠、認知，還有與其他人的關係。相較之下，一般專業人士處理憂鬱症時，習慣只從現有方法抓出一個子群體——無論是主流的精神病學還是認知行為療法，並認為它們是僅有的解決方案。情感科學家不主張獨尊一家，反而建議大家跟隨情感系統的開放性。患者有自主權隨心所至，去創造自己的康復之路。

蘇西的經歷引發我們的好奇，痊癒應該是什麼模樣？支持疾病／缺陷模型的學者，是利用消失來定義痊癒。憂鬱症的終結，就是不再生病。標準治療方法背後的觀念是，心智、大腦或人際互動的缺陷修正後，憂鬱症狀就能減輕。痊癒就是恢復到罹患憂鬱症之前的狀態，患病後的一切就此一筆勾銷。這種觀念看似有道理，卻籠統又有一點空洞，也就是用缺陷消失來定義痊癒。另一種觀念對痊癒的定義或許比較正面，而且包含了健康或生意盎然的意思。[3] 如同蘇西的案例所示，生意盎然或健康可能牽涉幾個因素，例如個人成長、主觀幸福感，或者生活有了更多目的或意義。[4]

健康（wellness）是一個很有吸引力的目標。如果可以選擇痊癒看起來的樣子，大部分人一定會選擇健康，而不是「沒病」（not ill）。修正缺陷是否足以促成健康？答案大概是否定的，但這個問題在治療憂鬱症的討論中極少被提出來。如何治療憂鬱症，這個遠大的研究事業是由缺陷模型激發出來的，而業界對於何謂健康或生意盎然卻毫無著墨。[5]事實上，我們對那些打破平常勝算、在經歷憂鬱症後成功痊癒的人所知甚少，而且少得驚人。你甚至會納悶，這樣的緘默是否反映出一種大家心照不宣的觀點，認為憂鬱症患者不該把目標放得那麼高。

情感科學療法的研究人員非常看重生意盎然所帶來的希望。這不僅是基於對美好事物的追求，也不是因為憂鬱症患者理想中想要達成的復原狀況，而是比起單純症狀消失，身心的健康及生意盎然顯然是強而有力的終結點，在臨床上更具意義。在一項大規模的調查中，研究人員用同一個症狀標準評估憂鬱症，但多種方法測量正向的幸福感。關鍵發現是，患者若缺乏正向幸福感，未來發生憂鬱症的機率就很高，這個預測標準比症狀評估更準確。事實上，研究人員認為，缺乏正向幸福感與十年後出現顯著憂鬱症的機率提高七倍有關。[6]當然這只是一項研究而已，但結果指向一個可能性，那就是比起標準的憂鬱症狀評估，幸福感的測量結果可能是比較理想的康復指標，比較適合用來預測往後身心運作情形。

最後，情感科學療法的研究人員也認為健康與生意盎然是非常重要的目標；患者經歷過憂鬱症後如何活躍起來，是一個既吸引人又很合理的研究問題。的確，我們的出發點比較不利，因為這個題目一直受到忽視。但我們可以利用憂鬱症患者恢復健康的個人經歷，融合我們對人類生生不息的關鍵因素所知的一切，藉此得出一些重要的大方向並學到潛藏的課題。7

後憂鬱的個人成長：希薇的經驗

在憂鬱症病況最差的時候，希薇被工作和家中的責任壓垮，也被嚴酷的症狀擊倒。她覺得自己被困住了。計畫了數天之後，她在一個週五的午休時間前往一座漂亮的湖泊，並且吃下了四十五顆安眠藥。她自殺未遂而在醫院醒來時，第一個想法是：「天啊，我搞砸了。」再來是：「我怎麼沒有死？」希薇完全沒有理由想到自己有一天會康復，更遑論活躍起來。

希薇的康復分成數個階段進行，而且和蘇西・韓德森的康復過程一樣包含了生活中的多項改變。如同之前已經提過的，希薇在出院後的那幾個月逐漸擺脫了嚴重的生理症狀。在那之前，她四肢很沉重。她無法吞嚥，還在不知不覺中瘦了三十英磅（約十三點五公斤）。活動是一件很困難的事，連打開信箱都很費力。她也睡不著。希薇認為是抗憂鬱藥物幫助她解決了她的生理症狀。她說：「抗憂鬱藥物把我的身體還給我了。」一能夠睡著，是「全宇宙最棒的事情」。一旦能活動了，希薇也得以重新過她的生活。她開始欣賞自己。她回去擔任輔導員，先從兼職做起，然後恢復全職。她的同事知道她罹患了憂鬱症，但是對她自殺的事毫無所悉。希薇有了工作可以依靠，便開始思考自殺未遂帶給她的罪惡感和愧疚感，儘管她還無法跟別人談論這件事。

但是希薇若要真正度過難關並覺得自己恢復得「比以往還要好」，她需要進入新的康復階段才行。她把自己毀滅性極強的憂鬱症當成一面鏡片，並透過這面鏡片重新審視自己生命中的一切，判斷哪些事對她最重要，並且根據重新審視的結果來對她的生活做出改變。換句話說，她在後憂鬱個人成長的道路上邁開了腳步。這個概念或許看來很奇特，而且絕對不符合疾病模型，就疾病模型的角度來看，憂鬱症毫無任何有益之處。然而，其他研究領域的人已經愈來愈認同，人經常從痛苦中得到成長。舉例來說，創傷領域有愈來愈多的系統性研究證實，受到創傷的人當中有一個相當大的子群體會實現後創傷成長。從嚴重意外事故存活下來之後，生還者照例都會表示他們覺得自己比事故發生前更有自信，或是對生命更加感激了。[8]這樣的研究結果證明，部分遭遇過創傷的人確實能從自身的不幸經驗中找到助益，並尋得方法讓自己可以更適切地處理遇到的困難。[9]創傷後成長的事例包括對生命有了全新的看法、為自己看見新的可能、感受到更多自信、改善人際關係，以及在精神上覺得更加滿足。因此，我們也應該能從憂鬱症的苦難中看出類似的個人成長機會。

對希薇而言，後憂鬱成長讓她得以對自己和生活做出全新的評估。她最終逐漸學會不去把自己的憂鬱症視為傷口或弱點，而是看作一種讓她認識並了解自己真實面貌的衡量標準。希薇說她罹患憂鬱症之前，經常擔心自己會冒犯到別人，或者會有不好的事發生在她自己或其他人身上。經歷過憂鬱症之後，她更能接受真實的自己，也比較少擔憂了：「我會尊敬自己、不再違背自己的心意，也不再為真正的自己感到羞恥。」她繼續寫道：

> 憂鬱症讓我得以公開坦承真實的自己，任何不喜歡我這樣做或不認同我的人

都可以滾開。別人對我的意見無關緊要。我再也不尋求認同了。我會付出更多心力讓別人安心、不造成傷害、為自己的行為負責，並且率先誠懇道歉；因為我看得出來大家實際上有多麼脆弱，而我這輩子絕對不能把任何人逼到臨界點，那樣太危險而且很難回得來。我看到別人不高興時，已經可以從容承認錯誤並放棄我的立場。我會直接停止討論或意見分歧等爭端。衝突一點都不值得。我可以輕易原諒和接納，而不去評判別人。我對別人比以前細心周到得多，對自己也很謹慎留意。

佛雷德利・弗拉赫（Frederic Flach）開創了新觀點，看出憂鬱症可能有力量改變人；用他的話來說，克服憂鬱症的過程帶給了希薇一種「神祕的力量」。[10] 經歷憂鬱症造成的混亂後，她「內心感受到一份以前沒有過的平靜」。生活中慣常遇到的麻煩和難題似乎沒那麼嚴重了。這份平靜同時也近乎矛盾地讓她更願意承擔風險。她說經歷過憂鬱症之後，「我甘願冒著受傷害的風險去擁抱人生的自然走勢，而不是意圖將它轉往我要的方向，然而這樣做卻給了我新的勇氣，因為不會有比想要一了百了更差的結果了……人生中可能遇到的事情裡，最糟糕的莫過於想要結束生命。現在我活得比以往更勇敢，對其他人和對我自己都更多了一份敬意。」

憂鬱症不只讓希薇對人生有了新的領悟，也讓她改變了自己的行為。這種疾病幫助她在工作上有所成長；她因為憂鬱症而成為了更傑出的社工。希薇利用罹患憂鬱症的經驗，對遭遇重大問題——例如確診出阿茲海默症——的年長病人產生更多同理心和安撫能力。她可以輕易看出別人的憂鬱現象，也有很強勢的立場能帶給他們實際的希望。當其他人話中透露出絕望和自殺傾向時，她會送那些人「憂鬱症給我的禮物」，就是了解到「你並不是一定要自我了斷，才能成為自己生命的鬥士」。

另一個矛盾之處是，希薇在憂鬱期間極度痛苦的經歷，反而讓她能更輕易體會和享受平凡的樂趣，像是跟她女兒麥蒂一起打發時間。希薇說：「每一天都是一份值得頌讚的禮物。要做歡樂開心的事情，就得趁現在。」以前完全無法享受任何事的她現在幾乎隨時隨地都能找到樂趣，而且她的熱情極具感染力。

儘管幾乎沒有人研究後憂鬱成長，我仍確信希薇的經歷也反映在其他痊癒的人身上。畢竟，憂鬱心情的核心功能之一就是，為了達到重要演化目標所做的努力沒有收到成效時，它能緩和我們的行為，促使我們再評估情況。評估若成功，則應該能規律地引起後憂鬱成長。憂鬱時，我們不需要讓思緒在反芻的無限迴圈中不斷循環，使得同樣的負面想法在其中翻來覆去。對希薇和其他人而言，深度憂鬱反而可以是一種具有創造性的破壞——對基本假設的一種強迫質疑—帶領他們走向真正的再評估、新的意義、新的信念、新的目標、新的行為，甚至新的人生觀。希薇這樣總結痊癒後的自己：「我還是我，不過是更好的我。」

持續攀升的幸福感

持久且強健的痊癒狀態還有第二個特色，那就是體驗到的幸福感有所增加。我知道這聽起來很迂迴。憂鬱期結束在當事人感覺好轉的那一刻。但情況其實不像聽起來那麼不清不楚。還記得前面提過，有一項研究顯示，從缺少幸福感就能看出當事人十年後的憂鬱症復發情形。那些研究結論從對立面來看，從幸福感的存在就可以看到將來憂鬱症「不會」復發。這表示正面情感不單純只是一個結果，還是一種活躍的進程，可以塑造未來。

我們的關鍵假設之一就是，無論正面或負面情感都有其功能。保持正面情感不只象徵或宣告我們走在正確的道路上，朝著在演化上有助益的目標前進；這類情感也會流入我們未來的行為中，決定我們的選擇，以及追求這些目標時的熱烈程度。換句話說，我們需要了解，體驗到幸福感會如何促使人去做那些能讓他們保持健康的事。

幸好，一直有大量的研究發現，正面情感的經驗跟生活中的正面結果是有連結的。心理學家索妮亞・柳波莫斯基（Sonja Lyubomirsky）在一系列頗具影響力的評論專文中，歸納了許多不同生活領域，說明快樂的人可以從正面心智狀態得到各種好處。[11]長期來說，快樂的人交到的朋友比較多、享有的社會支持比較強大，社會互動也比較豐富，[12]而且工作的生產力較強、收入較高。[13]這裡的關鍵問題當然是：為什麼？

北卡羅來納大學的心理學家芭芭拉・佛列德里克森（Barbara Fredrickson）做了大規模的研究，想要解開這個謎、說明正面情感的經驗為什麼可能與其他持久的益處有關聯。透過正面情感擴展與建構模型（broaden-and-build model of positive affect），她把焦點放在正面情感的功能，包括擴展注意力及建構資源。[14]

正面情感的作用本質上與低落心情及負面情感的作用是對立的。若說焦慮等負面情感會限縮對威脅的注意力（這對適應力至關緊要），正面情感的功能則恰恰相反，這些情感狀態會擴展對新機會的注意力，並且促使我們建構各種個人資源——包含心理、認知、社會及生理方面。長遠來說，促成幸福感的終究是這些資源。實驗證據也與這個理論一致，證明了正面情感的確會擴展佛列德里克森所謂的「思考——行動技能」（thought-action repertoires）。舉個例子，受試者在實驗室環境中被誘發正面情感時，會顯示較寬闊的視覺搜索模式、表現出富有新意且更具創造力的想法與行動，對自己的目標和心態變通能力比較強。佛列德里克森和她的同事解釋說，這些狀態久而久之都會產生很實際的結果：「沒有用到的特殊興趣可以成為專門知識……愛情與共享的樂趣可以成為一段提供支持的終身關係。正面情感能預示可貴的結果，像是健康、財富與長壽，因為這類情感會促進個人去建構達到這些結果所需的資源。」15

這個理論非常適用於憂鬱期結束後的那段時間。對正面情感有頻繁的體驗，可以幫助我們理解憂鬱症的痊癒狀態為何會演變到能夠自行維持的程度。正面情感能推動人做出新奇和探索的行動，例如交新朋友、在陌生的產業中尋找工作，或者培養新嗜好；這些行動都可以導致新的利益。人在深度憂鬱狀態剛結束的時期，就是迫切需要這種能力善用機會，往新方向出擊。患者才剛剛經歷過思想和行為都很頑固的漫長寒冬。正面情感則能讓寒冬解凍，這一點非常關鍵。

正如老故事要越陳才會越香，正面情感所展現的活躍力量，總是讓憂鬱症患者處於灰心的情勢中。「如果我只要感覺健康，就可以保持健康，那就快點讓我有這種感覺吧！」儘管這種急躁是可以理解的，我還是得重申，在康復過程中或其他時候體驗幸福感，牽涉到的不僅是「想要」感覺健康而已。我提過，快樂經驗是一個與眾不同的目標；它有別於學習烤披薩等其他目標，追求的欲望只占整個過程的一半，剩下的部分就是努力用功。為了快樂經驗而硬要追求未能實現或不切實際的目標，可能會適得其反，讓憂鬱深化。這就是那些教人「如何快樂」的書在憂鬱症患者身上無法迅速見效的原因。的確，幸福感可以增加，但是迂迴前進通常才是最好的方法。借用傳奇歌手約翰・藍儂的歌詞來說，幸福感的增加，往往是在你忙著做其他計畫時發生的。[16]（編按：藍儂的歌曲為 Beautiful Boy，原歌詞為 Life is what happens to you, While you're busy making other plans，作者將 life 一字改為 well-being。）這些其他的計畫包括為個人成長而努力、關懷別人等……還有找到人生的目的，也就是下一節的主題。

憂鬱症的痊癒與人生的目的

心理學家派屈克・麥克奈特（Patrick McKnight）和陶德・卡什丹（Todd Kashdan）將人生目的（purpose in life）定義成一套「維持與建構幸福感」的系統。人生目的就像是一種會隨著時間把行動結合在一起的黏膠。他們寫道：「人生目的是一種自我組織的核心方向，負責安排及刺激我們找到目標、管理行為，以及提供一種有意義的感覺。在人生目的的引導下，當事人使用有限的個人資源來支配生活目標和日常決定。高層與低層的目標都是出自人生目的。我們預期有人生目的的人會毫無困難地從一個目標移動到下一個，或者同時處理數個目標。」[17]

人生目的的概念聽來或許非常抽象，而且又刻意。但是它對於建立強健的康復情形至關重要，其中有個線索就是，憂鬱症患者一般來說都有人生目的上的危機。從這方面來看，我也不例外。我罹患憂鬱症的時候，正一心一意投入研究歷史的事業，矢志過歷史博士生的清苦生活。事業與經濟及社會資源有關，最終也會連結到社會地位，所以是一個對演化有利的重要目的，情感系統會謹慎追蹤它。當時我完全以未來的職涯來定義自己。我的憂鬱症大概有部分是源自於我在構思論文題目時遇到的困難，還有學術研究的求職市場看來很不理想。一旦陷入顯著的憂鬱狀態，我工作和思考歷史的能力就下降了。我再也無法做我自認為唯一能做好的事。我原始的人生計畫就此瓦解。

要重新創造人生目的，甚或猜測出我的憂鬱症有什麼意義，並不是簡單的事——兩者都花了我好幾年。但是我得過憂鬱症之後成功康復，顯然與重建人生目的有關，更確切地說，是重建好幾個人生目的。從憂鬱症的警示功能來看，我想它是在警告我把雞蛋全部放在同一個籃子裡很危險。我現在能保持健康，部分是因為我拓展了自己經歷的多樣性，這是就演化的角度而言。的確，我透過研究心理學重新創造了一份事業。但我也結了婚、有了一個女兒，甚至培養出我完全投入的愛好，像是跑馬拉松。此外，過去幾年來我一直在撰寫一本旨在幫助別人認識憂鬱症的書。這些志業每一項都給了我人生目的。每一個目的都能與一種關鍵的演化主題產生連結，例如依戀、生育、健康、歸屬，所以每一項志業的執行狀態無疑都受到我的情感系統追蹤。

實際上，哪些志業能創造出人生目的，因人而異，要從當事人的過往及需求才能看出。每個人得到的益處必定也會有所不同。經歷過憂鬱症之後，如何發現和重新建構人生目的，是沒有現成方案的。[18] 久而久之，這個過程會在自省中，以及與配偶、朋友和心理治療師的對話中逐漸顯現。這個多樣化的進程很值得追求：我認為，即使人人特性不同，但有一個共通點，即無論人生目的是如何創造出來的，都能抑制住憂鬱症。我身上仍然帶有容易憂鬱的性格和一對讓心情低落的基因，而且生活還是跟以前一樣充滿壓力。但是人生目的就像一個驅邪法寶，一個可以讓重度憂鬱退散的護身符。這也再度讓人想到，如果我們不光是把康復當成憂鬱症狀消失來思考，而是將它想成一系列的特質與作為，透過主動出擊來預防低落心情扎根，便會過得更好，僅管不利條件還是存在於某個地方。

傳統疾病／缺陷模型的影響無遠弗屆，最令我擔心的問題之一，就是它們會系統性地阻止人去找出自己罹患憂鬱症的意義。我們一直被叮囑要相信百憂解，卻不是要傾聽憂鬱症。事實上，傳統缺陷模型的立場就是認為傾聽毫無益處。憂鬱症的症狀都只是噪音——神經傳導物質或錯誤思考造成的靜電干擾——要用藥物或認知療法來消滅。

古羅馬詩人奧維德曾寫道：「迎接這份痛苦，因為你會從痛苦中學習。」說得實在是美好過頭了。我們的折衷看法是，僅管憂鬱症的痛苦無法讓人全然接受，但情感可以提供有意義的資訊，呈現出我們生活的狀態與前景。若我們能理解「傾聽憂鬱」有多麼不容易，就能找出演化給我們的警示，在痛苦中找到警示信號，這份傾聽也就能成為工具，促進重生及創造改變以翻轉人生，在憂鬱症剛結束的時期更是如此。如果我們完全不傾聽，要從憂鬱中學習當然會很困難。

邁向一場成熟的全國性憂鬱症對話

本章一開頭就介紹喜悅痊癒的前景，或許會讓人覺得像是輕鬆的閒談。實際上並非如此。審慎看待憂鬱症要做的包括認清現實，承認生活中有正面的成果，但它們並非隨機出現，我們得主動了解這些好結果的成因，設下目標來運用這些資訊，讓其他人得以建構出強健而持久的康復狀態。如果我們認真從演化的觀點考量，就會相信我們不是為快樂而生的。生存及繁衍是演化的目的，而低落的心情就和快樂一樣，往往可以幫助我們達到那些目的。低落心情是經過演化的嚴酷選擇而留下來的，所以任何可以迅速除掉低落心情的療法都極度不可靠，也極度危險（就像普遍的濫用藥物現象，就是上癮機制為了達到其他目的而把持我們正常的獎賞系統）。心情低落無可避免，偶爾還有益處。因此，從演化的角度來看，我們得有耐心，要學習包容低落心情到某個程度，還要傾聽低落心情可以向我們透露的事。這種事情沒有保證，但是如果我們用較明智的方式處理心情，並將我們的生命推往有利於演化的方向，那麼變得更快樂、減少低落心情的影響、最後活得精采，都是可以達成的目標。罹患憂鬱症的結局不一定會如今日所見一般悽慘，我們沒有理由這麼想。沒錯，我們是在與憂鬱症的對抗中節節敗退——但這並不代表我們已經全盤皆輸。

實際上，我寫這本書最盼望的是能重新開啟關於憂鬱症的全國性對話。我們國家針對憂鬱症的討論過去二十年來都處於停滯狀態，主要只剩下關於抗憂鬱劑前景及危害的小範圍對談：「要用百憂解，還是不要？」[19]彼得・克拉瑪（Peter Kramer）的著作《神奇百憂解》激起了眾人的期待，以為抗憂鬱劑很快就會消滅憂鬱症。後來情況並非如此，所以引發了可以預料到的反對聲浪。在羅伯特・惠特克（Robert Whitaker）的《精神病大流行》一書中，抗憂鬱劑（以及其他精神科藥物）不僅無效，還是令精神病大流行更加猖獗的大壞蛋。抗憂鬱劑在心理健康上的地位仍然非常重要，所以我們可以預期很快有會有人不贊成批判精神藥物，再次提出論據要我們信賴藥物。然後情況就這麼持續下去。然而真相是，抗憂鬱藥物只是一種推動情感系統的工具，而且事實證明效果其實不太好。在厄文・克希（Irving Kirsch）詳盡的臨床試驗分析中，惰性安慰劑的藥效是抗憂鬱劑的百分之八十二。[20] 克希以此為題撰文，當然也引起了強烈反對。而這正是重點所在。如果我們不採取一些不同的行動，就可以百分百的斷定，藥物繼續獨占舞臺，成為熱烈討論的焦點，阻礙人們針對情感和情感疾患進行真誠對話。

我在此呼籲，眾人應該進行一場真誠、公正、成熟的全國性憂鬱症對話。這麼做不僅是為了成人，我們也迫切需要為我女兒蘇菲及所有與她同世代的人進行這場對話，因為這群青少年很快就會成為青年了。年輕一輩將會在高中和大學時期遇上憂鬱症，到時候這種疾病的流行程度會嚴重到令他們自己、父母以及所有輔導體系都無法承受。現在的情況是，年輕人處理問題的手段有限，對於低落心情或憂鬱症的運作方式所知有限，也不太懂如何應付它們，只知道也許可以吃藥。諷刺的是，時下文化的核心焦點就是心情，特別是追求好心情，但對於情感的運作卻一無所知，對其各種源頭也毫無所悉，而箇中原因有部分是我們對憂鬱症這種疾病的了解過於貧瘠與固著。許多人把口腔衛生看得比心理衛生還重要。

最後，若要讓我們的全國性憂鬱症對話有實質意義且具有人道精神，很重要的一步是，要接受憂鬱症是出自我們的動物本性。更刻不容緩的是，我們的社會應該改變態度，用新的角度看待數百萬名與憂鬱症奮戰過的人。一般人習慣將曾經陷入憂鬱的眾多苦難者視為「毀了」的人，認為這群人始終飽受折磨，大概一輩子都會因為理論上的缺陷而需要反覆的幫助。這種態度既不正確又很輕蔑，而且會在不知不覺間導致憂鬱症及患者所背負的陳腐汙名延續下去，只是形式不太一樣罷了。

要進行更積極的全國性憂鬱症對話，有一道阻礙是，憂鬱症一直缺少一個統一的公開符號來讓它引起公眾關注，就像代表抗癌的「堅強生活」（Livestrong）手環或代表同性戀、雙性戀與跨性別族群（LGBT）的彩虹旗那樣。多數人想到憂鬱症時，腦中最先浮現的都是悲慘的影像，例如烏雲、黑色或者絞索。憂鬱症背負的汙名之所以持續存在，原因之一就是嚴重缺乏正面宣傳。

但這基本上是行銷和訊息傳遞不足的問題。創造出一個統一的符號應該是可行的，而且若這個符號是以一種令人信服的方式呈現，就能集結許多人。保守估計，美國有一千三百萬成年人正處於憂鬱期；過去曾經陷入憂鬱的人數則是這個數字的兩倍以上。若我們把照護者納入考量，就還有數百萬人間接受到全國性憂鬱症對話的質與量所影響。你可別產生錯覺。即便發起盛大的公眾教育活動，刻板印象已經醞釀數十年之久，民眾還是會抗拒快速變革。但是需要改善的地方太多，所以我們仍應立即嘗試。

不過在我看來，找出更人性化的方式來討論憂鬱症患者的困境，這不只是好的行銷，也是好的科學。從情感科學的觀點來看，我們的深度和淺度憂鬱都是情感系統的自然產物。無論一個人陷入深度憂鬱的過程為何，面對這個狀態都是一種艱困的試煉。我們不應斷定憂鬱症患者軟弱或有缺陷，而是應該承認熬過憂鬱期需要無比的毅力。我們也不應斷定憂鬱症會令人永久虛弱，而是應該認清部分患者恢復後十分活躍。罹患憂鬱症十四年後，我能寫下這些話，更確認自己並沒有被摧毀。若要跳脫疾病模型，我們就要對罹患過憂鬱症的人所展現出的毅力懷抱尊敬，看看他們如何在經歷憂鬱症後重生，以及重生後他們能透過哪些方式幫助其他人走出憂鬱症並建立持久的痊癒狀態。

我們可以做到。

謝誌

本書經歷了長久的醞釀才誕生，如果沒有我在這一路上得到的幫助，一定還會再多花很長的時間。

首先我要感謝慷慨給予我專業支持的伊恩・戈利卜與詹姆斯・葛羅斯，以及願意給我這個失敗的歷史學者一次機會的史丹佛大學心理系。我剛開始研究心理學時，雪莉・強森（Sheri Johnson）與安・克靈幫助我看到了情感及精神病理學這個領域有趣和刺激之處，而蘭多夫・尼斯則在沒什麼人從演化角度探討精神病的情況下捍衛這種做法，讓本書這樣的書籍有了生存空間。

數年前我有幸收到一封版權代理人馬克斯・布羅克曼（Max Brockman）發來的電子郵件，提議我寫一本書。我的經紀人麗莎・亞當斯（Lisa Adams）協助我修改提案，我在每個階段都受益於她的耐心、編輯上的敏銳判斷，以及從不失準的好眼光。我很幸運，麗莎居中牽線促成我和基礎書籍（Basic Books）出版社的堅強團隊合作，其中包括凱勒（TJ Kelleher）及蒂莎・高木（Tisse Takagi），他們都給予我充分的信任與自由去探索，並在我走偏時幫助我回到正軌。

撰寫原稿期間，我才華洋溢的研究助理潘妮・卡爾頓（Penny Carlton）及黛博拉・杜伊（Deborah Duey）都給了我非常大的協助。艾娜・貝戈維奇（Ena Begovic）在十八個月期間付出無與倫比的心力、包容我的雜亂無章，除了追蹤資料來源，還整理出許多收錄在本書中的圖表。

心情與情感研究室一向是我發展自己構想的好地方。貝絲・莫利斯、艾普若・克里夫特（April Clift）、凡妮莎・帕內特（Vanessa Panaite）、蘿倫・畢斯瑪、梅根・霍華德（Megan Howard）、約翰・葛瑞斯，以及貝珊・鮑爾（Bethanne Bower）都為我的各章草稿提供了很有幫助的意見。我一直很感謝南佛羅里達大學心理系同事過去十年來始終如一的支持，其中也包括「變態小組」。

本書原稿有一大部分是我休假在荷蘭提堡大學（Tilburg University）做研究的一年期間寫出來的。我要感謝阿德・芬格胡茲（Ad Vingerhoets）熱情邀請我到荷蘭，並且給我機會與他共事。在馬斯垂克，弗倫克・彼得斯對我付出友誼、陪我跑步、和我就憂鬱症進行精采的討論，而瑪尤蓮・塞利斯（Marjolein Selis）則三不五時供我們吃、照顧我們和我們的狗，還讓我們開懷大笑。我的美國籍同事芮妮・湯普森（Renee Thompson）、道格拉斯・梅寧（Douglas Mennin）及詹姆斯・葛羅斯各閱讀了部分原稿，並提出了睿智的意見。

我要感謝南西・芮利（Nancy Reiley）、羅伯特・羅騰伯格（Robert Rottenberg）與拉娜・羅騰伯格（Rana Rottenberg）持續給予我精神與情感的支持；感謝蘇菲誕生在這個世上；感謝歐利和小凱這兩個毛小孩的陪伴。最後，我要把這本書獻給我的妻子蘿拉・芮利（Laura Reiley）。原因她懂。

life after loss. New York: Basic Books.（中譯本，《悲傷的另一面》，葉繼英譯。北京：中國人民大學出版社。）

精神疾病與診斷

■ McNally, R. J. (2011). *What is mental illness?* Cambridge, MA: Harvard University Press.

■ Watters, E. (2010). *Crazy like us: The globalization of the American psyche.* New York: Free Press.

憂鬱症與憂鬱症的治療

■ Andrews, P. W., & Thomson, J. A., Jr. (2009). The bright side of being blue: Depression as an adaptation for analyzing complex problems. *Psychological Review*, 116, 620–654.

■ Ghaemi, N. (2013). *On depression: Drugs, diagnosis, and despair in the modern world.* Baltimore, MD: Johns Hopkins University Press.

■ Greenberg, G. (2010). *Manufacturing depression: The secret history of a modern disease.* New York: Simon & Schuster.

■ Healy, D. (1999). *The antidepressant era.* Cambridge, MA: Harvard University Press.

■ Horwitz, A. V., & Wakefield, J. C. (2007). The loss of sadness: How psychiatry transformed normal sorrow into depressive disorder. New York: Oxford University Press.（中譯本，《我的悲傷不是病：憂鬱症的起源、確立與誤解》，黃思瑜、劉宗為譯，臺北：左岸文化。）

■ Jamison, K. R. (1995). *An unquiet mind: A memoir of moods and madness.* New York: Alfred A. Knopf.（中譯本，《躁鬱之心》，李欣容譯，臺北：天下文化。

■ Karp, D. A. (1997). *Speaking of sadness: Depression, disconnection, and the meanings of illness.* New York: Oxford University Press.

■ Kirsch, I. (2011). *The emperor's new drugs: Exploding the antidepressant myth.* New York: Basic Books.

■ Solomon, A. (2002). The noonday demon: An atlas of depression. New York: Scribner.（中譯本，《正午惡魔》，鄭慧華譯，臺北：原水文化。）

自我成長與追求快樂

■ Gilbert, D. (2006). *Stumbling on happiness.* New York: Vintage. Harris, R. (2008). The happiness trap: How to stop struggling and start living. Boston: Shambhala Publications.（中譯本，《快樂為什麼不幸福？》，戴至中譯，臺北：時報出版。）

■ Lyubomirsky, S. (2013). T*he myths of happiness: What should make you happy, but doesn't, what shouldn't make you happy, but does.* New York: Penguin.（《練習，讓自己更快樂：破除快樂迷思，讓生活更快樂，人生更充實》，謝明宗譯，臺北：久石文化。）Maisel, E. (2012). *Rethinking depression: How to shed mental health labels and create personal meaning.* Novato, CA: New World Library.（中譯本，《你以為你抑鬱，就真的是抑鬱嗎？》，張冉譯，長沙：湖南人民出版社。）

推薦閱讀

心理疾患的演化與演化方式

- Nesse, R. M. (2000). Is depression and adaptation? *Archives of General Psychiatry*, 57, 14-20.
- Nesse, R. M., & Williams, G. C. (1996). *Why we get sick: The New Science of Darwinian medicine*. New York: Vintage（中譯本，《生病，生病，Why?：解開疾病之謎的新科學「演化醫學」》，廖月娟譯，臺北：天下文化。）
- Pinker, S. (1997). *How the mind works*. New York: W. W. Norton & Company.（中譯本，《心智探奇》，韓定中、劉倩娟譯，臺北：臺灣商務印書館。）
- Wilson, D. S. (2007). *Evolution for everything: How Darwin's theory can change the way we think about our lives*. New York: Bantam Dell.（中譯本，李明芝譯，《演化的力量：達爾文理論綻放出新的光芒》，臺北：博雅書屋。）

情感科學

- Gross, J. J. (Ed.). (2009). *Handbook of emotion regulation*. New York: Guilford
- Press.（中譯本：《情緒調節手冊》，桑標、馬偉娜、鄧欣媚等譯，上海：上海人民出版社。）
- Gruber, J., Mauss I. B., & Tamir M. (2011). A dark side of happiness? How, when, and why happiness is not always good. *Perspectives on Psychological Science*, 6, 222–233.
- Kring, A. M., & Sloan, D. M. (Eds.). (2010). *Emotion regulation and psychopathology: A transdiagnostic approach to etiology and treatment*. New York: Guilford Press.
- Rottenberg, J. E., & Johnson, S. L. (Eds.). (2007). *Emotion and psychopathology: Bridging affective and clinical science*. Washington, DC: American Psychological Association.

動物的情緒

- Balcombe, J. (2006). Pleasurable kingdom: *Animals and the nature of feeling good*. New York: Macmillan.
- King, B. J. (2013). *How animals grieve*. Chicago: University of Chicago Press.
- Panksepp, J., & Biven, L. (2012). *The archaeology of mind: Neuroevolutionary origins of human emotions*. New York: W. W. Norton & Company.

傷慟

- Archer, J. (2004). *The nature of grief: The evolution and psychology of reactions to loss*. London: Routledge.
- Bonanno, G. A. (2009). *The other side of sadness: What the new science of bereavement tells us about*

Hatherleigh Press.可惜的是，沒有幾個實證研究者注意到他的洞見。
11. 請見Lyubomirsky, S., King, L., & Diener, E. (2005). The benefits of frequent positive affect: Does happiness lead to success? *Psychological Bulletin, 131*, 803-855；Lyubomirsky, S., Sheldon, K. M., & Schkade, D. (2005). Pursuing happiness: The architecture of sustainable change. *Review of General Psychology, 9*, 111-131。
12. Harker, L., & Keltner, D. (2001). Expressions of positive emotion in women’ s college yearbook pictures and their relationship to personality and life outcomes across adulthood. *Journal of Personality and Social Psychology, 80*, 112-124; Okun, M. A., Stock, W. A., Haring, M. J., & Witter, R. A. (1984). The social activity/subjective well-being relation: A quantitative synthesis. *Research on Aging, 6*, 45-65.
13. Estrada, C. A., Isen, A. M., & Young, M. J. (1994). Positive affect improves creative problem solving and influences reported source of practice satisfaction in physicians. Motivation and Emotion, 18, 285-299; Staw, B. M., Sutton, R. Il, & Pelled, L. H. (1994). Employee positive emotion and favorable outcomes at the workplace. *Organization Science, 5*, 51-71.
14. Fredrickson, B. L. (1998). What good are positive emotions? *review of General Psychology, 2*, 300-319.關於這個觀點在心理問題上的應用，請見Garland, E. L., Frederickson, B., Kring, A. M., Johnson, D. P., Meyer, P. S., & Penn, D. L. (2010). Upward spirals of positive emotions counter downward spirals of negativity: Insights from the broaden-and-build theory and affective neuroscience of the treatment of emotion dysfunctions and deficits in psychopathology. *Clinical Psychology Review, 30*, 849-864.
15. Cohn, M. A., Fredrickson, B. L., Brown, S. L, Mikels, J. A., & Conway, A. M. (2009). Happiness unpacked: Positive emotions increase life satisfaction by building resilience. *Emotion, 9*, 361-368.
16. John Lennon,“Beautiful Boy” (from the last album of this British singer/songwriter, 1940-1980).
17. 請見以下評論文章：McKnight, P. E., & Kashdan, T. B. (2009). Purpose in life as a system that creates and sustains health and well-being: An integrative, testable theory. *Review of General Psychology, 13*, 242-251.
18. 我們應該更認真嘗試從存在主義看憂鬱症。Maisel, E. (2012). *Rethinking depression: How to shed mental health labels and create personal meaning*. Novato, CA: New World library.綜合當代精神病學與存在主義觀點的優秀成果可參見Ghaemi, N. (2013). *On depression: Drugs, diagnosis, and despair in the modern world*. Baltimore: Johns Hopkins University Press.
19. 蓋瑞・葛林伯格（Gary Greenberg）引發爭議的精采著作是一個例外。Greenberg, G. (2010). *Manufacturing depression: The secret histofy of a moden disease*. New York: Simon & Schuster.
20. Kirsch, I. (2010). *The emperor's new drugs: Exploding the antidepressant myth*. New York: Basic Books.

第十章　痊癒的喜悅

1. Monroe, S. M., & Harkness, K. L. (2011). recurrence in major depression: A conceptual analysis. *Psychological Review, 118*, 655-674. 他們估計，經歷第一次憂鬱期的人當中，百分之四十到五十的人不會再有另一次。
2. 憂鬱症的自我療法書籍很多，但有些內容太誇大了。我還清楚記得在書店閒晃時，看到架上擺滿了標題醒目、宣稱教人怎麼用十個簡單步驟擊敗憂鬱症的書。
3. 請參見Carver, C. S. (1998). Resilience and thriving: Issues, models, and linkages. *Journal of Social Issues, 54*, 245-266.
4. 這三個因素是分開來討論的，但它們會互相連動。舉例來說，可以增加個人成長的活動，也會增加幸福感。塞利格曼與同事在網路上做了一項隨機的控制試驗，結果顯示，以心理學為基礎的短暫活動來增加一般人的幸福感是可行的。請見Seligman, M. E., Steen, T. A., Park, N., & Peterson, C. (2005). Positive psychology progress: Empirical validation of interventions. *American Psychologist, 60*, 410-421.
5. 二〇〇二年三月七日，我在《今日心理學》的個人專欄上提出挑戰，請大家找到並提出針對憂鬱症病患康復後的健康生活所做的調查研究，就算只有一項也可以。這篇文章的瀏覽次數超過兩千，但是到目前為止還沒有人指出一項這樣的研究。請見https://my.psychologytoday.com/blog/charting-the-depths/201203/flourishing-after-depression-how-what-we-dont-know-hurts-us。同樣地，為何沒人研究終生只經歷過一次憂鬱期的人（SLED），門羅與哈尼斯（見注釋1）是這樣寫的：「因為終身只發作過一次的案例落在理論、研究與實務之間的三不管地帶，所以我們對他們幾乎一無所悉是意料中事。這類的前憂鬱症患者需要詳盡的關注與分析。」
6. Wood, A. M., & Joseph, S. (2010). The absence of positive psychological (eudemonic) well-being as a risk factor for depression: A ten-year cohort study. *Journal of Affective Disorders, 122*, 213-217.
7. 除了憂鬱症之外，還有大量研究探討人類之所以能生生不息的因素，一些人稱之為「正向心理學」。當代正向心理學家以羅哲斯、馬斯洛等人的開創性研究為基礎，讓我們更了解人類生生不息的方式、原因及條件。Sheldon, K., Kashdan, T. B., & Steger, M. F. (2011). (Eds.). *Designing positive psychology: Taking stock and moving forward*. New York: Oxford University Press.
8. 充實且通俗易懂的概論可見Joseph, S. (2011). *What doesn't kill us: The new psychology of posttraumatic growth*. New York, Basic Books.
9. Rendon, J. (2012, March 22). Post-traumatic stress's surprisingly positive flip side. *New York Times*. Retrieved from http://www.nytimes.com/2012/03/25/magazine/post-traumatic-stresss-surprisingly-positive-flip-side.html?pagewanted=all&_r=0; Tedeschi, r. G., Park, C. L., & Calhoun, L. G. (Eds.). (1998). *Posttraumatic growth: Positive changes in the aftermath of crisis*. Mahwah, NJ: Lawrence Erlbaum Associates.
10. 弗拉赫的著作《憂鬱症不為人知的好處》提出精闢的看法，說明憂鬱症如何為個人帶來成長機會。Flach, F. (2002). *The secret strength of depression* (3rd ed.). Hobart, NY:

20. Segal, Z. V., & Ingram, R. E. (1994). Mood priming and construct activation in tests of cognitive vulnerability to unipolar depression. *Clinical Psychology Review, 14*, 663-695.
21. 心理學家蓋瑞・馬庫斯（Gary Marcus）寫道：「在很多情況下，尤其是需要迅速做出決定的時候，新近程度、頻率與背景是我們協調記憶的強大工具。我們的祖先幾乎完全活在當下（幾乎所有非人類的生物現在依然如此），對他們而言，快速取得與新近或經常發生的事件有背景關聯的記憶，能幫助他們成功覓食或避開危險。」Marcus, G. (2008). *Kluge: The haphazard construction of the human mind*. New York: Houghton Mifflin, pp. 36-37.
22. Miranda, J., & Persons, J. B. (1988). Dysfunctional attitudes are mood-state dependent. *Journal of Abnormal Psychology, 97*, 76-79; Miranda, J., Gross, J. J., Persons, J. B., & Hahn, J. (1998). Mood matters: Negative mood induction activates dysfunctional attitudes in women vulnerable to depression. *Cognitive Therapy and Research, 22*, 363-376. 也請見 Teasdale, J. D. (1988). Cognitive vulnerability to persistent depression. *Cognition and Emotion, 2*, 247-274。
23. Segal, Z. V., Gemar, M., & Williams, S. (1999). Differential cognitive response to a mood challenge following successful cognitive therapy or pharmacotherapy for unipolar depression. *Journal of Abnormal Psychology, 108*, 3-10. 參與的患者必須處於康復狀態至少十週。
24. Greden, J. F. (Ed.). (2001). *Treatment of recurrent depression*. Review of psychiatry series, Vol. 20. Washington, DC: American Psychiatric Publishing, P. 5.
25. Segal, Z. V., Bieling, P., Young, T., MacQueen, G., Cooke, R., Martin, L., Bloch, R., & Levitan, R. D. (2010). Antidepressant monotherapy vs. sequential pharmacotherapy and mindfulness-based cognitive therapy, or placebo, for relapse prophylaxis in recurrent depression. *Archives of General Psychiatry, 67*, 1256-1264; Bockting, C. L. H., Schene, A. H., Spinhoven, P., Koeter, M. W. J., Wouters, L. F., Huyser, J. & Kamphuis, J. H. (2005). Preventing relapse/recurrence in recurrent depression with cognitive therapy: A randomized controlled trial. *Journal of Consulting and Clinical Psychology, 73*, 647-657. 也有證據支持某個具有潛在突破性的看法，即一次認知療程僅需最小限度的後續追蹤，就可以達到持久的效果並預防復發。Hollon, S. D., DeRubeis, R. J., Shelton, R. C., Amsterdam, J. D., Salomon, R. M., O'Reardon, J. P., & Gallop, R. (2005). Prevention of relapse following cognitive therapy vs. medications in moderate to severe depression. *Archives of General Psychiatry, 62*, 417-422.
26. Monroe, S. M., & Harkness, K. L. (2011). Recurrence in major depression: A conceptual analysis. *Psychological Review, 118*, 655-674.
27. 我求助過一些情感疾患領域的頂尖精神科醫師。他們都盡了自己最大的努力來改善我的病情。
28. Monroe, S. M., & Harkness, K. L. (2011). Recurrence in major depression: A conceptual analysis. *Psychological Review, 118*, 655-674.

individual (residual) symptoms during depressive episodes and periods of remission: A 3-year prospective study. *Psychological Medicine, 41*, 1165-1174.

6. Nierenberg, A. A., Keefe, B. R., Leslie, V. C., Alpert, J. E., Pava, J. A., Worthington, J. J. III, … Fava M. (1999). Residual symptoms in depressed patients who respond acutely to fluoxetine. *Journal of Clinical Psychiatry, 60*, 221-225.
7. Paykel, E. S., Ramana, R., Cooper, Z., Hayhurst, H., Kerr, J., & Barocka, A. (1995). Residual symptoms after partial remission: An important outcome in depression. *Psychological Medicine, 25*, 1171-1180.
8. Judd, L. L., Akiskal, H. S., Maser, J. D., Zeller, P. J., Endicott, J., Coryell, W., … Keller, M. B. (1998). Major depressive disorder: A prospective study of residual subthreshold depressive symptoms as predictor of rapid relapse. *Journal of Affective Disorders, 50*, 97-108.復發前經過的時間分別為二十三週與六十八週。
9. Judd, L. L., Paulus, M. J., Schettler, P. J., Akiskal, H. S., Endicott, J., Leon, A. C., … Keller, M. B. (2000). Does incomplete recovery from first lifetime major depressive episode herald a chronic course of illness? *American Journal of Psychiatry, 157*, 1501-1504.
10. 整體而言，學界並不關注對殘存的憂鬱症狀，所以也比較沒有人思考輕度憂鬱症應該如何評估。
11. 這份關於生活壓力的研究論文指出，憂鬱症首度發作的時候，與重大生活壓力之間的關聯比後來發作的時候還要密切。Monroe, S. M., & Harkness, K. L. (2005). Life stress, the "kindling" hypothesis, and the recurrence of depression: Considerations from a life stress perspective. *Psychological Review, 112*, 417-445.
12. Post, R. M. (1992). Transduction of psychosocial stress into the neurobiology of recurrent affective disorder. *American Journal of Psychiatry, 149*, 999-1010.
13. 這個類比有幾分諷刺，因為一般公認重度憂鬱症發作時的療法之一就是透過電擊痙攣休克療法激發癲癇。
14. 關於情感記憶對引導未來行為的重要性，精闢的探討可見Pinker, S. (1997). *How the mind works*. New York: W. W. Norton。作者提出令人信服、一致的推論，說明心情一致性能反映出演化設計的目標，但依然難以證實。
15. Teasdale, J. D., & Fogarty. S. J. (1979). Differential effects of induced mood on retrieval of pleasant and unpleasant events from episode memory. *Journal of Abnormal Psychology, 88*, 248-257.
16. Rottenberg, J., Hildner, J. C., & Gotlib, I. H. (2006). Idiographic autobiographical memories in major depressive disorder. *Cognition & Emotion, 20*, 114-128.
17. Joormann, J., Siemer, M., & Gotlib, I. H. (2007). Mood regulation in depression: Differential effects of distraction and recall of happy memories on sad mood. *Journal of Abnormal Psychology, 116*, 484-490.
18. Kenneth Malmberg, personal communication with the author, January 31, 2012.
19. Coyne, J. C., & Gotlib, I. H. (1986). Studying the role of cognition in depression: Well-trodden paths and cul-de-sacs. *Cognitive Therapy and Research, 10*, 695-705.

depression: A 5-year prospective follow-up of 431 subjects. *Archives of General Psychiatry, 49*, 809-816.

29. 憂鬱期若持續超過兩年，通常會被視為往慢性憂鬱症發展。臨床樣本中，有慢性憂鬱症的患者達百分之二十以上，非臨床樣本中的比例則低了很多。
30. 引述出現在Riso, L. P., Miyatake, R. K., & Thase, M. E. (2002). the search for determinants of chronic depression: a review of six factors, *Journal of Affective Disorders, 70*, 103-115。出現早期慢性徵兆的患者，發展出慢性憂鬱症的可能性比較高。Klein, D. N., Norden, K. A., Ferro, T., Leader, J. B., Kasch, K. L., Klein, L. M., & Aronson, T. A. (1998). Thirty-month naturalistic follow-up study of early-onset dysthymic disorder: Course, diagnostic stability, and prediction of outcome. *Journal of Abnormal Psychology, 107*, 338-348.
31. Denton, W. H., Carmody, T. J., Rush, A. J., Thase, M. E., Trivedi, M. H., Arnow, B. A., & Keller, M. B. (2010). Dyadic discord at baseline is associated with lack of remission in the acute treatment of chronic depression. *Psychological Medicine: A Jorunal of Research in Psychiatry and the Allied Sciences, 40*, 415-424; Brown, G. W., Harris, T. O., Kendrick, T., Chatwin, J., Craig, T. K. J., Kelly, V., & the Thread Study Group. (2010). Antidepressants, social adversity and outcome of depression in general practice. *Journal of Affective Disorders, 121*, 239-246.
32. Monroe, S. M., Kupfer, D. J., & Frank, E. (1992). Life stress and treatment course of recurrent depression: I. Response during index episode. *Journal of Consulting and Clinical Psychology, 60*, 718-724.
33. Heffernan, V. (2001). A delicious placebo. In N. Casey (Ed.), *Unholy ghost: Writers on depression* (pp. 8-20). New York: William Morrow.
34. 再次強調，高階語言能力讓我們很容易把憂鬱症的經歷當成進一步的信息，並輸入情感系統。久而久之，當事人就會把自己描繪成一個「等待著」陷入憂鬱的「憂鬱症患者」。
35. Styron, W. (2010). *Darkness visible: A memoir of madness*. New York: Open Road Media.

第九章　在地獄的邊緣

1. Richey, C., & Kallendorf, H. R. (2010). *Acing depression: A tennis champion's toughest match*. Washington, DC: New Chapter Press, P. 215.
2. Thompson, T. (1996). *The beast: A journey through depression*. New York: Plume.
3. 大多數的排程與治療守則都是針對急性憂鬱症擬定的。
4. 我們太常看到患者最後還殘留輕度症狀，有人甚至提出疑問，懷疑完全復原是不切實際的目標。Keitner, G. I., Solomon, D. A., & Ryan, C. E. (2008). STAR*D: Have we learned the right lessons? *American Journal of Psychiatry, 165*, 133.
5. 研究人員傾向不將憂鬱症的殘存症狀逐項公開，由此便可得知一二。不過還是有些的例外研究令人感到好奇，請見Minor, K. L., Champion, J. E., & Gotlib, I. H. (2005). Stability of DSM-IV criterion symptoms for major depressive disorder. *Journal of Psychiatric Research, 39*, 415-420；以及Conradi, J., Ormel, J., & de Jonge, P. (2011). Presence of

depression after pharmacotherapy. *European Neuropsychopharmacology, 21*, 241-247.

21. Leenstra, A. S., Ormel, J., & Giel, R. (1995). Positive life change and recovery from depression and anxiety. A three-stage longitudinal study of primary care attenders. *British Journal of Psychiatry, 166*, 333-343.
22. Brown, G. W., Adler, Z., & Bifulco, A. (1988). Life events, difficulties and recovery from chronic depression. *British Journal of Psychiatry, 152*, 487-498/ Harris, T., Brown, G. W., & Robinson, R. (1999). Befriending as an intervention for chronic depression among women in an inner city. 2: Role of fresh0start experiences and baseline psychosocial factors in remission from depression. *British Journal of Psychiatry, 174*, 225-232.令人注意的是，在一些重度憂鬱者的樣本中，負面人生大事似乎並未對病程造成不利影響。Paykel, E. S., Cooper, Z., Ramana, R., & Hayhurst, H. (1996). Life events, social support and marital relationships in the outcome of severe depression. *Psychological Medicine, 26*, 121-133.
23. Paykel, E. S. (2003). Life events and affective disorders. *Acta Psychiatrica Scandinavica, 108*, 61-66.亦請見Oldehinkel, A. J., Ormel, J., & Neeleman, J. (2000). Predictors of time to remission from depression in primary care patients: Do some people benefit more from positive life change than others? *Journal of Abnormal Psychology, 109*, 299-307。同樣請見Needles, D. J., & Abramson, L. Y. (1990). Positive life events, attributional style, and hopefulness: Testing a model of recovery from depression. *Journal of Abnormal Psychology, 99*, 156-165；Overbeek, G., Vermulst, A., de Graaf, R., ten Have, M., Engels, R., & Scholte, R. (2010). Positive life events and mood disorders: Longitudinal evidence for an erratic lifecourse hypothesis. *Journal of Psychiatric Research, 44*, 1095-1100.
24. 我很懷疑自己真的能完全發現改善的原因。罹患憂鬱症和研究情感同樣都能讓人感受到自己的渺小！
25. Judd, L. L., Akiskal, H. S., Zeller, P. J., Paulus, M., Leon, A. C., Maser, J. D., & Keller M. B. (2000). Psychosocial disability during the long-term course of unipolar major depressive disorder. *Archives of General Psychiatry, 57*, 375-380.也請見McKnight, P. E., & Kashdan, T. B. (2009). The importance of functional impairment to mental health outcomes: A case for reassessing our goals in depression treatment research. *Clinical Psychology Review, 29*, 243-259.
26. Iacoviello, B. B., Alloy, L. B., Abramson, L. Y., & Choi, J. Y. (2010). The early course of depression: A longitudinal investigation of prodromal symptoms and their relation to the symptomatic course of depressive episodes. *Journal of Abnormal Psychology, 119*, 459-467.
27. Fava, G. A., Grandi, S., Zielenzy, M., Canestrari, R., & Morphy, M. A. (1994). Cognitive behavioral treatment of residual symptoms in primary major depressive disorder. *American Journal of Psychiatry, 151*, 1295-1299; Mahnert, F. A., Reicher, H., Zalaudek, K., & Zapotoczky, H. G. (1997). Prodromal and residual symptoms in recurrent depression: Preliminary data of a long-term study under prophylactic treatment condition. *European Neuropsychopharmacology, 7*, s159-s160.
28. Keller, M. B., Lavori, P. W., Mueller, T. I., Endicott, J., Coryell, W., Hirschfeld, R. M. A., & Shea, T. (1992). Time to recovery, chronicity, and levels of psychopathology in major

Craighead, W. E. (1994). The role of nonspecific factors in cognitive-behavior therapy for depression. *Clinical Psychology: Science and Practice, 1*, 138-156.

10. Tadi , A., Herlmreich, I., Mergl, R., Hautzinger, M., Kohnen, R., Henkel, V., & Hegerl, U. (2010). Early improvement is a predictor of treatment outcome in patients with mild major, minor or subsyndromal depression. *Journal of Affective Disorders, 120*, 86-93.至少有三分之一以上的病患對安慰劑會產生非常好的短期反應。
11. Kelly, M. A. R., Roberts, J. E., & Bottonari, K. A. (2007). Non-treatment related sudden gains in depression: The role of self-evaluation. *Behaviour Research and Therapy, 45*, 737-747.引人注意的是，在這項研究中，病情改善並沒有維持得很久。
12. Posternak, M. A., & Miller, I. (2001). Untreated short-term course of major depression: A meta-analysis of outcomes from studies using wait-list control groups. *Journal of Affective Disorders, 66*, 139-146.
13. 帕克（Parker）與布里諾特（Blignault）有很重要的發現：受試時沒有接受治療的病患若於初期病情有改善（最快六天就出現了），我們便可預見六週後與二十週後的結果。Parker, G., & Blignault, I. (1985). Psychosocial predictors of outcome in subjects with untreated depressive disorder. *Journal of Affective Disorders, 8*, 73-81; Parker, G., Tennant, C. & Blignault, I. (1985). Predicting improvement in patients with non-endogenous depression. *British Journal of Psychiatry, 146*, 132-139.
14. Tang, T. A., Luborsky, L., & Andrusyna, T. (2002). Sudden gains in recovering from depression: Are they also found in psychotherapies other than cognitive-behavioral therapy? *Journal of Consulting and Clinical Psychology, 70*, 444-447; Tang, T. Z., DeRubeis, R. J., Hollon, S. D., Amsterdam, J., & Shelton, R. (2007). Sudden gains in cognitive therapy of depression and depression relapse/recurrence. *Journal of Consulting and Clinical Psychology, 75*, 404-408.
15. 有些人把快速的改善歸因於治療，此舉顯然是錯誤的。
16. 在初期改善的相關研究中，受試者絕大部分是治療中的患者。許多初期便有改善且保持健康的人從未接受治療，所以研究報告中沒有提及。至於從未接受治療的人病情如何迅速改善，我們所知非常少。
17. 這些問題是憂鬱症的維持因素，反之亦然：憂鬱症也可以是這些問題的一項維持因素。
18. Viinamäki, H., Tanskanen, A., Honkalampi, K., Koivumaa-Honkanen, H., Antikainen, R., Haatainen, K., & Hintikka, J. (2006). Recovery from depression: A two-year follow-up study of general population subjects. *International Journal of Social Psychiatry, 52*, 19-28.
19. 相關研究顯示，重大壓力事件相繼出現，對憂鬱症的發生率有非線性的影響。Kendler, K. S., Karkowski, L. M., & Prescott, C. A. (1998). Stressful life events and major depression: Risk period, long-term contextual threat, and diagnostic specificity. *Journal of Nervous and Mental Disease, 186*, 661-669.
20. Geschwind, N., Nicolson, N. A., Peeters, F., van Os, J., Barge-Schaapveld, D., & Wichers, M. (2011). Early improvement in positive rather than negative emotion predicts remission from

持續時間的中數是二十三週。Posternak, M. A., Solomon, D. A., Leon, A. C., Mueller, T. I., Shea, M. T., Endicott, J., & Keller, M. B. (2006). The naturalistic course of unipolar major depression in the absence of somatic therapy. *Journal of Nervous and Mental Disease, 194*, 324-329. 流行病學的例子請見 McLeod, J. D., Kessler, R. C., & Landis, K. R. (1992). Speed of recovery from major depressive episodes in a community sample of married men and women. *Journal of Abnormal Psychology, 101*, 277-286；Kendler, K. S., Walters, E. E., & Kessler, R. C. (1997). The prediction of length of major depressive episodes: Results from an epidemiological sample of female twins. *Psychological Medicine, 27*, 107-117。

3. 憂鬱症是一種自限性疾病，此觀點出自 Hollon, S. D. (2010), Cognitive and behavior therapy in the treatment and prevention of depression. *Depression and Anxiety, 28*, 263-266；Szabadi, E., & Bradshaw, C. M. (2004). Affective disorders: 1. Antidepressants. In D. J. King (ed.), *Seminars in clinical psychopharmacology* (2nd ed.) (pp. 178-243). London: Gaskell。
4. 可靠的自限程序是不可能存在的。
5. Tadi , A., Helmreich, I., Mergl, R., Hautzinger, M., Kohnen, R., Henkel, V., & Hegerl, U. (2010). Early improvement is a predictor of treatment outcome in patients with mild major, minor or subsyndromal depression. *Journal of affective Disorders, 120*, 86-93.
6. Szegedi, A., Janse, W. T., van Willigenburg, A. P. P., van der Meulen, E., Stassen, H. H., & Thase, M. E. (2009). Early improvement in the first 2 weeks as a predictor of treatment outcome in patients with major depressive disorder: a meta-analysis including 6562 patients. *Journal of Clinical Psychiatry, 70*, 344-353.
7. 從幾項隨機或自然觀察的研究統合分析，我們可看出，治療一到兩週後若患者出現初期改善，幾乎就可確保往後的治療成果。Henkel, V., Seemuller, F., Obermeier, M., Adli, M., Bauer, M., Mundt, C., … Riedel, M. (2009). Does early improvement triggered by antidepressants predict response/remission? Analysis of data from a naturalistic study on a large sample of inpatients with major depression. *Journal of affective Disorders, 115*, 439-449; Stassen, H. H., Angst, J., Hell, D., Scharfetter, C., & Szegedi, A. (2007). Is there a common resilience mechanism underlying antidepressant drug response? Evidence from 2848 patients. *Journal of Clinical Psychiatry, 68*, 1195-1205; Szegedi, A., Jansen, W. T., Willigenburg, A. P., van der, M. E., Stassen, H. H., & Thase, M. E. (2009). Early improvement in the first 2 weeks as a predictor of treatment outcome in patients with major depressive disorder: a meta-analysis including 6562 patients. *Journal of Clinical Psychiatry, 70*, 344-353; Posternak, M. A., & Zimmerman, M. (2005). Is there a delay in the antidepressant effect? A meta-analysis. *Journal of Clinical Psychiatry, 66*, 148-158.
8. Stassen, H. H., Delini-Stula, A., & Angst, J. (1993). Time course of improvement under antidepressant treatment: a survival-analytical approach. *European Neuropsychopharmacology, 3*, 127-135.
9. Tang, T. Z., & DeRubeis, R. J. (1999). Sudden gains and critical sessions in cognitive-behavioral therapy for depression. *Journal of Consulting and Clinical Psychology, 67*, 894-904. 這種快速改善是否可歸功於認知療法的諸多特點，各方意見分歧。Ilardi, S. S., &

27. Hammen, C. (1991). Generation of stress in the course of unipolar depression. *Journal of Abnormal Psychology, 100*, 555-561; Hammen, C. (2006). Stress generation in depression: Reflections on origins, research, and future directions. *Journal of Clinical Psychology, 62*, 1065-1082.
28. Landers, A. (1993, December 5). Help for those with depression. *The Ledger*, p. 10C.

第八章　起起伏伏：憂鬱症的改善

1. Keller, M. B., Lavori, P. W., Mueller, T. I., Endicott, J., Coryell, W., Hirschfeld, R. M., & Shea, T. (1992). Time to recovery, chronicity, and leves of psychopathology in major depression: A 5-year prospective follow-up of 431 subjects. *Archives of General Psychiatry, 49*, 809-816. 這些研究者合理地訂出嚴格的康復標準：受試者必須連續八週沒有出現症狀或只出現極輕微的症狀才行。類似的比例數據也可參見：Van Londen, L., Molenaar, R. P. G., Goekoop, J. G., Zwinderman, A. H., & Rooijmans, H. G. M. (1998). Three- to 5-year prospective follow-up of outcome in major depression. *Psychological Medicine, 28*, 731-735. 大致而言，在精神科病房中的患者痊癒的比例較低。舉例來說，美國國家心理衛生研究院的憂鬱症協作研究對病患做了十八個月的追蹤，發現只有大約四分之一的病況完全緩解，並且在後來的一年半中保持健康。Shea, M. T., Elkin, I., Imber, S. D., Sotsky, S. M., Watkins, J. T., Collins, J. F., & Parloff, M. B. (1992). Course of depressive symptoms over follow-up: Findings from the National Institute of Mental Health Treatment of Depression Collaborative Research Program. *Archives of General Psychiatry, 49*, 782-787.
2. 這些治療成果的採樣資料非常多，且極為龐雜。Rounsaville, B. J., Prusoff, B. A., & Padian, N. (1980). The course of nonbipolar, primary major depression: A prospective 16-month study of ambulatory patients. *Journal of Nervous and Mental Disease, 168*, 406-411. 研究人員很少進行為期五年的追蹤。在各項研究中，病情的減輕標準、該評估哪些減輕項目（是在追蹤評估開始、或是在追蹤期間減輕）也不一致。英國學者麥諾—瓦利斯（Mynor-Wallis）與同事在基層醫療體系進行一項為期一年的非自然觀察追蹤研究，發現病情完全緩解的人比較多（百分之五十六至六六）。Mynor-Wallis, L. M., Gath, D. H., & Baker, F. (2000). Randomized controlled trial of problem-solving treatment: Antidepressant medication and combined treatment for major depression in primary care. *British Medical Journal, 320*, 26-30. 賽門（Simon）在基層醫療體系中進行六個月的追蹤，得到的比例是百分之四十五。Simon, G. E. (2000). Long-term prognosis of depression in primary care. *Bulletin of the World Health Organization, 78*, 439-445. STAR*D是近年規模最大、最密集的治療成果研究之一（共有三千多名病患），研究人員估計，病人若接受了所有提供給他們的療法（不超過四種），累計的康復率便略高於三分之二。Rush, A. J., Madhukar, H., Trivedi, M. H., Wisniewski, S. R., Nierenberg, A. A., Stewart, J. W., … Fava, M. (2006). Acute and longer-term outcomes in depressed outpatients requiring one of several treatment steps: A STAR*D report. *American Journal of Psychiatry, 163*, 1905-1917. 波斯特納克（Posternak）與同事估計，在憂鬱症協作研究樣本中，憂鬱期在緩解之前，

Course when treated and untreated with electric shock. *Archives of Neurology and Psychiatry, 60*, 37-48; Rennie, T. A. C., & Fowler, J. B. (1942). Prognosis in manic-depressive psychoses. *American Journal of Psychiatry, 98*, 801-814; Shobe, F. O., & Brion, P. (1971). Long-term prognosis in manic-depressive illness: A follow-up investigation of 111 patients. *Archives of General Psychiatry, 24*, 334-337.比較近期的研究持續發現，憂鬱期的長度是有變化的，有些研究顯示演變成慢性的比例很高，持久改善的比例則很低。Rush, A. J., Trivedi, M., Carmody, T. J., Biggs, M. M., Shores-Wilson, K., Ibrahim, H., & Crismon, M. L. (2004). One-year clinical outcomes of depressed public seotor outpatients: A benchmark for subsequent studies. *Biological Psychiatry, 56*, 46-53.也有一些研究顯示憂鬱期的持續時間平均為三到四個月。Eaton, W. W., Shao, H., Nestadt, G., Lee, B. H., Bienvenu, O. J., & Zandi, P. (2008). Population-based study of first onset and chronicity on major depressive disorder. *Archives of General Psychiatry, 65*, 513-520; Kessler, R. C., Berglund, P., Demler, O., Jin, R., Koretz, D., Merikangas, K. R., … & Wang, P. S. (2003). The epidemiology of major depressive disorder: Results from the National Comorbidity Survey Replication (NCS-R). *Journal of the American Medical Association, 289*, 3095-3105.

19. Rottenberg, J., Kasch, K. L., Gross, J. J., & Gotlib, I. H. (2002). Sadness and amusement reactivity differentially predict concurrent and prospective functioning in major depressive disorder. *Emotion, 2*, 135-146；針對神經的研究請見Canli, T., Cooney, R. E., Goldin, P., Shah, M., Sivers, H., Thomason, M. E., & Gotlib, I. H. (2005). Amygdala reactivity to emotional faces predicts improvement in major depression. *Neuroreport, 16*, 1267-1270.
20. Kuppens, P., Sheeber, L. B., Yap, M. B. H., Whittle, S., Simmons, J. G., & Allen, N. B. (2012). Emotional inertia prospectively predicts the onset of depressive disorder in adolescence. *Emotion, 12*, 283-289.
21. Morris, B. H., Bylsma, L. M., & Rottenberg, J. (2009). Does emotion predict the course of major depressive disorder? A review of prospective studies. *British Journal of Clinical Psychology, 48*, 255-273.
22. Peeters, F., Berkhof, J., Rottenberg, J., & Nicolson, N. A. (2010). Ambulatory emotional reactivity to negative daily life events predicts remission from major depressive disorder. *Behaviour Research and Therapy, 48*, 754-760.
23. Tucker, T. (2006). *The great starvation experiment: The heroic men who starved so that millions could live.* New York: Free Press, Ch. 7.
24. Cacioppo, J. T., & Berntson, G. G. (1999). The affect system: Architecture and operating characteristics. *Current Directions in Psychological Science, 8*, 133-137.
25. 附加傷害不只會發生在生理範疇；舉例來說，深度憂鬱若長期拖延，就很有可能對重要的社交關係帶來附加傷害。
26. Schiepers, O. J., Wichers, M. C., & Maes, M. (2005). Cytokines and major depression. *Progress in Neuro-Psychopharmacology and Biological Psychiatry, 29*, 201-217; Raison, C. L., Capuron, L., & Miller, A. H. (2006). Cytokines sing the blues: inflammation and the pathogenesis of depression. *Trends in Immunology, 27*(1), 24-31.

11. Quote from William Styron in Brody, J. E. (1997, December 30). Personal health: Despite the despair of depression, few men seek treatment. New York Times. Retrieved from http://www.nytimes.com/1997/12/30/science/personal-health-despite-the-despair-of-depression-few-men-seek-treatment.html.
12. Trémeau, F., Malaspina, D., Duval, F., Corrêa, H., Hager-Budny, M., Coin-Bariou, L., & Gorman, J. M. (2005). Facial expressiveness in patients with schizophrenia compared to depressed patients and nonpatient comparison subjects. *American Journal of Psychiatry, 162*, 92-101.
13. Kuppens, P. Allen, N. B., & Sheeber, L. B. (2010). Emotional inertia and psychological maladjustment. *Psychological Science, 21*, 984-991.
14. Abramson, L. Y., Metalsky, G. I., & Alloy, L. B. (1989). Hopelessness depression: A theory-based subtype of depression. *Psychological Review, 96*, 358-372. 近期的擴大實驗顯示，憂鬱症患者除了會做出負面的歸因之外，還會一成不變地把同樣的歸因用在不同的情境上（解釋方式僵化），這也與因應行為不足有關。Moore, M. T., & Fresco, D. M. (2007). The relationship of explanatory flexibility to explanatory style. *Behavior Therapy, 38*, 325-332; Fresco, D. M., Williams, N. L., & Nugent, N. R. (2006). Flexibility and negative affect: Examining the associations of explanatory flexibility and coping flexibility to each other and to depression and anxiety. *Cognitive Therapy and Research, 30*, 201-210.
15. 舉例來說，請見Drevets, W. C., Price, J. L., & Furey, M. L. (2008). Brain Structural and functional abnormalities in mood disorders: Implications for neurocircuitry models of depression. *Brain Structure and Function, 213*, 93-118. 這種缺乏變通性的現象也常見於受驚嚇時的反應等反射動作中，這些反應到頭來都與大腦運作息息相關。Allen, N. B., Trinder, J., & Brennan, C. (1999). Affective startle modulation in clinical depression: Preliminary finding. *Biological Psychiatry, 46*, 542-550.
16. Burke, H. M., Davis, M. C., Otte, C., & Mohr, D. C. (2005). Depression and cortisol responses to psychological stress: A meta-analysis. *Psychoneuroendocrinology, 30*, 846-856.
17. 在嚴重憂鬱的狀況下，壓力荷爾蒙的分泌會暴增。皮質醇的二十四小時分泌量增加，調節皮質醇的機制似乎失去作用（一直處於開放狀態）。Varghese, F. P., & Brown, E. S. (2001). The hypothalamic-pituitary-adrenal axis in major depressive disorder: A brief primer for primary care physicians. *Primary Care Companion to the Journal of Clinical Psychiatry, 3*, 151-155.
18. 確定憂鬱期一般會持續多久，不像聽起來那麼簡單，部分取決於病情改善的標準、研究的族群，以及研究樣本是否正在接受治療。討論這個問題的相關文獻非常多。Posternak, M. A., Solomon, D. A., Leon, A. C., Mueller, T. I., Shea, M. T., Endicott, J., & Keller, M. B. (2006). The naturalistic course of unipolar major depression in the absence of somatic therapy. *Journal of Nervous and Mental Disease, 194*, 324-329; Angst, J. (1986). The course of affective disorders. *Psychopathology, 19*, 47-52; Hohman, L. B. (1937). A review of one hundred and forty-four cases of affective disorders—after seven years. *American Journal of Psychiatry, 94*, 303-308; Huston, P. E., & Locher, L. M. (1948). Manic-depressive psychosis:

29, 71-88; Hayes, S. C., Strosahl, K., & Wilson, K. G. (1999). *Acceptance and commitment therapy: An experiential approach to behavior change*. New York: Guilford Press.

31. Shallcross, A. J., Troy, A. S., Boland, M., & Mauss, I. B. (2010). Let it be: Accepting negative emotional experiences predicts decreased negative affect and depressive symptoms. *Behaviour Research and Therapy, 48*, 921-929. 有數種療法是以接受負面情感狀態為前提。精采而淺白的解說請見Harris, R. (2008). *The happiness trap: How to stop struggling and start living*. Boston: Shambala Publications.
32. 精闢的探討請參見Lymbomirsky, S. (2013). The myths of happiness. New York: Penguin Press.

第七章　黑洞：深度憂鬱的心理學

1. Smith, J. (1999). *Where the roots reach for water: A personal and natural history of melancholia*. New York: North Point Press, pp. 6-7.
2. 請見Scrimshaw, N. S. (1987). The phenomenon of famine. *Annual Review of Nutrition, 7*, 1-21。關於長期缺乏食物之後果，較近期的探討請見Keys, A., Brozek, J., Henschel, A., Mickelsen, O., & Taylor, H. L. (1950). *The biology of human starvation* (2 Vols.). Oxford: University of Minnesota Press. 這項實驗在這本書中有描述：Tucker, T. (2006). *The great starvation experiment: The heroic men who starved so that millions could live*. New York: Free Press.
3. 有些人以為適應行為一定就是像跳得更高、跑得更快或看得更遠那一類的最佳化官能作用，其實這是誤解。
4. 因應具體狀況的需求而生的深度憂鬱症亞型可不可能存在，是一個很重要的問題。憂鬱症亞型的研究發展並不順利，亞型存在可能性的問題也一直沒有答案。
5. 少有學者明確提出理論，說明心情與情感的互動情形。其中一個罕見好研究是Rosenberg, E. L. (1998). Levels of analysis and the organization of affect. *Review of General Psychology, 2*, 247-270.
6. 我在研究所的主要指導教授伊恩・戈利卜專門研究負向資訊處理的傳統理論，而且精於找出方法、利用謹慎控管的實驗來測試抽象的認知理論。他原本預期我們的實驗會顯現出情感在憂鬱症當中具有高反應性；後來他以非凡的開放態度接受實驗數據導出的結論。
7. Rottenberg, J., Gross, J. J., Wilhelm, F. H., Najmi, S., & Gotlib, I. H. (2002). Crying threshold and intensity in major depressive disorder. *Journal of Abnormal Psychology, 111*, 302-312.
8. Rottenberg, J., Gross, J. J., & Gotlib, I. H. (2005). Emotion context insensitivity in major depressive disorder. *Journal of Abnormal Psychology, 114*, 627-639.
9. Bylsma, L. M., Morris, B. H., & Rottenberg, J. (2008). A meta-analysis of emotional reactivity in major depressive disorder. *Clinical Psychology Review, 29*, 676-691.
10. 我最初發表這些論文的時候，還以為會受到嚴厲譴責。結果這事沒有發生。

21.「擁有外在目標的幸福感比擁有內在目標的幸福感來得低」，一提到這項發現，我們最常聯想到凱瑟（Kasser）與萊恩（Ryan）的研究。Kasser, T., & Ryan, R. M. (1993). A dark side of the American dream: Correlates of financial success as a central life aspiration. *Journal of Personality and Social Psychology, 65*, 410-422; Kasser, T., & Ryan, R. M. (1996). Further examining the American dream: Differential correlates of intrinsic and extrinsic goals. *Personality and Social Psychology Bulletin, 22*, 280-287.
22. 研究完美主義與憂鬱症之關係的例子請見LaPointe, K. A., & Crandell, C. J. (1980). Relationship of irrational beliefs to self-reported depression. *Cognitive Therapy and Research, 4*, 247-250；以及Golin, S., & Terrell, F. (1977). Motivational and associative aspects of mild depression in skill and chance tasks. *Journal of Abnormal Psychology, 86*, 389-401.
23. 艾德華・瓦金斯（Edward Watkins）主張，抽象目標比較有可能觸發反芻思考。Watkins, E. (2011). Dysregulation in level of goal and action identification across psychological disorders. *Clinical Psychology Review, 31*, 260-278.
24. Diener, E., & Biswas-Diener, R. (2008). *The science of optimal happiness*. Boston: Blackwell Publishing; Eid, M., & Larsen, R. J. (Eds.). (2008). *The science of subjective well-being*. New York: Guilford Press; Gilbert, D. (2006). *Stumbling on happiness*. New York: Alfred A. Knopf; Lyubomirsky, S. (2008). *The how of happiness: A scientific approach to getting the life you want*. New York: Penguin Press; Seligman, M. E. P., & Csikszentmihalyi, M. (2000). Positive psychology: An introduction. *American Psychologist, 55*, 5-14. 反面意見請見Ehrenreich, B. (2009). *Bright-sided: How the relentless promotion of positive thinking has undermined America*. New York: Henry Holt and Company.
25. Eid, M., & Diener, E. (2001). Norms for experiencing emotions in different cultures: Inter- and intranational differences. *Journal of Personality and Social Psychology, 81*, 869-885.
26. 蔡金龍、克努森（Knutson）與馮海嵐發現，歐裔美國大學生對高激發正向狀態重視的程度比香港學生來得高，對低激發正向狀態的重視程度也比香港學生來得低。Tsai, J. L., Knutson, B., & Fung, H. H. (2006). *Cultural variation in affect valuation. Journal of Personality and Social Psychology, 90*, 288-307.
27. Tsai, J. L., & Wong, Y. (2007). Socialization of ideal affect through magazines. 未公開原稿。亦請見Tsai, J. L. (2007). Ideal affect: Cultural causes and behavioral consequences. *Perspectives on Psychological Science, 2*, 242-259.
28. Mauss, I. B., Tamir, M., Anderson, C. L., & Savino, N. S. (2011). Can seeking happiness make people unhappy? Paradoxical effects of valuing happiness. *Emotion, 11*, 807-815.
29. 更多關於這個主題的探討可參見Nesse, R. M. (2004). Natural selection and the elusiveness of happiness. Philosophical Transactions of the Royal Society of London, Series B: Biological Sciences, 359, 1333-1347。也可參見這篇針對「追求快樂的代價」所做的簡評：Gruber, J., Mauss, I. B., & Tamir, M. (2011). A dark side of happiness? How, when, and why happiness is not always good. *Perspectives on Psychological Science, 6*, 222-233.
30. Roemer, L., Salters, K., Raffa, S. D., & Orsillo, S. M. (2005). Fear and avoidance of internal experiences in GAD: Preliminary tests of a conceptual model. *Cognitive Therapy and Research,*

12. 關於心情控制理論的討論，請見Carver, C. S., & Scheier, M. F. (1990). Origins and functions of positive and negative affect: A control-process view. *Psychological Review, 97*, 19-35.

13. Klinger, E. (1975). Consequences of commitment to and disengagement from incentives. *Psychological Review, 82*, 1-25. 這種現象稱為「動機－疏離循環」。

14. 現實生活中，人對低落的心情不會只有一種回應，而是會在不同的回應之間游移不定。我們可能會為低落心情代表的意義所困擾，而交替性地嘗試透過忽略、否定或者無視低落心情的存在來壓抑它。漠視情感信號的方法有很多，例如將心情解讀為只是身體不適（像是頭痛）；人也經常試著藉由大量用藥或飲酒來忽視低落的心情。

15. 參見Klinger, E. (1975). Consequences of commitment to and disengagement from incentives. *Psychological Review, 82*, 1-25.

16. From the Monitoring the Future Study, http://monitoringthefuture.org/datavolumes/2006/2006dv.pdf. Bachman, J. G., Johnston, L. D., & O'Malley, P. M. (2008). *Monitoring the future: Questionnaire responses from the nation's high school seniors, 2006.* Ann Arbor: Institute for Social Research, The University of Michigan: Bachman, J. G., Johnston, L. D., & O'Malley, P. M. (2007). *Monitoring the future: A continuing study of the lifestyles and values of youth, 1976.* ICPSR07927 Vol. 4. Ann Arbor: Inter-university Consortium for Political and Social Research [distributor]. Retrieved from http://www.icpsr.umich.edu/icpsrweb/ICPSR/studies/7927.

17. Reynolds, J., Stewart, M., MacDonald, R., & Sischo, L. (2006). Have adolescents become too ambitious? High school seniors' educational and occupational plans, 1976 to 2000. Social Problems, 53, 186-206; Nesse, R. M. (2004). Natural selection and the elusiveness of happiness. *Philosophical Transactions of the Royal Society of London, Series B: Biological Sciences, 359*, 1333-1347. 尼斯猜想，現代生活改變了目標的結構；我們要面對的目標很有可能比以前更大、更難以放棄，所以需要更多努力和時間去達成。連續幾天一無所獲，要放棄尋找堅果並不難，但是「研讀五年之後放棄修習博士學位，或者結婚十年之後放棄婚姻」，就非常困難了。

18. Halpern, J. (2007). *Fame junkies: The hidden truths behind America's favorite addiction.* New York: Houghton Mifflin.

19. American Society for Aesthetic Plastic Surgery. (n.d.). Cosmetic surgery national data bank statistics, 1997-2007. Retrieved from http://www.surgery.org/sites/default/files/2007stats.pdf.

20. 美國人愈來愈自戀這一點，有證據也有爭議。自戀牽涉到自我關注與設定極為遠大的外在目標。珍・圖溫吉（Jean Twenge）與同事在一系列的研究中主張，根據大學生填寫的自戀人格量表，分析長期趨勢後，自戀傾向的確有所成長。Twenge, J. M., Konrath, S., Foster, J. D., Campbell, K. W., & Bushman, B. J. (2008). Egos inflating over time: A cross-temporal meta-analysis of the Narcissistic Personality Inventory. *Journal of Personality, 76*, 875-902. 也請參見對這項主張的質疑：Trzesniewski, K. H., Donnellan, M. B., & Robins, R. W. (2008). Is "Generation Me" really more narcissistic than previous generations? *Journal of Personality, 76*, 903-917.

psychodynamic psychotherapy. *American Psychologist, 65*, 98-109.

5. 你可能會覺得很諷刺，一個研究情感的科學家竟然會質疑思考心情的重要性。
6. 重要的反芻思考研究包括Nolen-Hoeksema, S., Morrow, J., & Fredrickson, B. L. (1993). Responses styles and the duration of episodes of depressed mood. *Journal of Abnormal Psychology, 102*, 20-28；Nolen-Hoeksema, S., & Morrow, J. (1993). Effects of rumination and distraction on naturally occurring depressed moods. *Cognition and Emotion, 7*, 561-570；Lyubomirsky, S., & Nolen-Hoeksema, S. (1995). Effects of self-focused rumination on negative thinking and interpersonal problem solving. *Journal of Personality and Social Psychology, 69*, 176-190；Nolen-Hoeksema, S., Parker, L. E., & Larson, J. (1994). Ruminative coping with depressed mood following loss. *Journal of Personality and Social Psychology, 67*, 92-104；以及Nolen-Hoeksema, S., & Morrow, J. (1991). A prospective study of depression and posttraumatic stress symptoms after a natural disaster: The 1989 Loma Prieta earthquake. *Journal of Personality and Social Psychology, 61*, 115-121.
7. 學術研究指出，愈把焦點放在自己身上，就愈有可能出現憂鬱症，這點反映在患者對自身狀態的描述上：「憂鬱症最糟糕的特徵之一，就是你根本無法向外界的人表達你所處的現實是什麼情況。憂鬱是一種完全孤立的狀態。每一個憂鬱症患者都是一座孤島，或者情況看似如此。如果你可以離開這座孤島，你就不會憂鬱了，但是憂鬱的人離不開這座島。你最多只能希望自己升起煙霧信號，前提是你要有東西可以燒，而且要有人離你夠近、看得見你的信號。」Allan, C. (2008, November 4). Thanks Iceland, Sarah Palin and VW: You're a ray of light. The Guardian. Retrieved from http://www.guardian.co.uk/society/2008/nov/05/depression-mental-health.
8. 例子可參見Pyszczynski, T. A., & Greenberg, J. (1992). *Hanging on and letting go: Understanding the onset, progression, and remission of depression*. New York: Springer-Verlag Publishing, pp. xi, 169; Armey, M. F., Fresco, D. M., Moore, M. T., Mennin, D. S., Turk, C. L., Heimberg, R. G., & Alloy, L. B. (2009). Brooding and pondering: Isolating the active ingredients of depressive rumination with exploratory factor analysis and structural equation modeling. *Assessment, 16*, 3315-327.
9. 迪祖瑞拉（D'Zurilla）與高弗利德（Goldfried）的行為研究，聚焦於問題解決療法。D'Zurilla, T. J., & Goldfried, M. R. (1971). Problem solving and behavior modification. *Journal of Abnormal Psychology, 78*, 107-126.相較於對輕度憂鬱者的影響，反芻思考對嚴重憂鬱者造成的後果更加不利。Nolan, S. A., Roberts, J. E., & Gotlib, I. H. (1998). Neuroticism and ruminative response style as predictors of change in depressive symptomatology. *Cognitive Therapy and Research, 22*, 445-455.
10. 相反地，文茲拉夫（Wenzlaff）與韋格納（Wegner）的研究顯示，心情憂鬱會令人更難以壓抑惱人的負面思想。Wenzlaff, R. M., Wegner, D. M., & Roper, D. W. (1988). Depression and mental control: The resurgence of unwanted negative thoughts. Journal of Personality and Social Psychology, 55, 882-892.
11. 憂鬱症患者有逃避事物的傾向。憂鬱的逃避現象在某種程度上可以視為拒絕所有可能的情緒發洩管道。

Medicine, 3, 519-528。針對睡眠不足造成的認知問題，優秀的實驗成果可參見Van Dongen, H. P., Maislin, G., Mullington, J. M., & Dinges, D. F. (2003). The cumulative cost of additional wakefulness: dose-response effects on neurobehavioral functions and sleep physiology from chronic sleep restriction and total sleep deprivation. *Sleep, 26*, 117-126.

38. Figures from 2011 Sleep in America Poll from the National Sleep Foundation; Bonnet, M. H., & Arand, D. L. (1995). We are chronically sleep deprived. *Sleep, 19*, 908-911.
39. Wilson, J. F. (2005). Is sleep the new vital sign? *Annals of Internal Medicine, 142*, 877-880. 關於短眠者數量激增的現象，學界有一些爭論。National Sleep Foundation. (2005). 2005 Sleep in America poll: Summary of findings. Retrieved from http://www.sleepfoundation.org/sites/default/files/2005_summary_of_findings.pdf; Knutson, K. L., Van Cauter, E., Rathouz, P. J., DeLeire, T., & Lauderdale, D. S. (2010). Trends in the prevalence of short sleepers in the USA: 1975-2006. *Sleep, 33*, 37-45. 後面這項調查發現，短眠的趨勢在從事全職工作的人身上最顯著。
40. 令人注意的是，在美國睡眠調查資料中，超過四分之一的受訪者同意日常作息令自己得不到充足睡眠。在這些人當中，又有百分之八十五表示自己的心情因此受到負面影響。
41. Judd, L. L., Akiskal, H. S., & Paulus, M. P. (1997). The role and clinical significance of subsyndromal depressive symptoms (SSD) in unipolar major depressive disorder. *Journal of Affective Disorders, 45*, 5-18.

第六章　陷落

1. 舉例來說，可參見Easterbrook, G. (2004). *The progress paradox: How life gets better while people feel worse*. New York: Random House Trade Paperbacks；Hidaka, B. H. (2012). Depression as a disease of modernity: Explanations for increasing prevalence. *Journal of Affective Disorders, 140*, 205-214。
2. 由於我們無法對其他物種進行流行病學研究，所以很難證明憂鬱症在人類身上比在其他物種身上更常見或更有害，但值得一提的是，只有人類這個物種的成員會經常在憂鬱時嘗試自殺。
3. 為過去的事情感到遺憾（反芻思考）與為將來的事情感到遺憾（擔憂）之間，有很大的相同之處。可想而知，擔憂與反芻思考有好處也有壞處。Davey, G. C. L., Hampton, J., Farrell, J., & Davidson, S. (1992). Some characteristics of worrying: Evidence for worrying and anxiety as separate constructs. *Personality and Individual Differences, 13*, 133-147; Siddique, H. I., LaSalle-Ricci, V. H., Glass, C. R., Arnkoff, D. B., & Diaz, R. J. (2006). Worry, optimism, and expectations as predictors of anxiety and performance in the first year of law school. *Cognitive Therapy and Research, 30*, 667-676.
4. 「心理治療」這個名稱的範圍很廣，涵蓋了各式各樣的療法。此處最貼切的解釋是：領悟導向心理治療（insight-oriented psychotherapy）為一種由專家引導的談話療法，著重於從對談中找出可能是心情低落的言外之意。Shedler, J. (2010). The efficacy of

可以發現威脅的程度。在「輕微、被掩飾或者隱約」的威脅環境中，這種高敏感度可以賦予人表現優勢。然而低度神經質的人在應付直接威脅（例如肉體極可能受到傷害）時，可能會有過人的表現，高度神經質在這類情境下會弱化表現。在人類所處的環境中，這項特徵的大量變異體各有優勢。與神經質密切相關的特徵也會增加競爭動力，網球明星克利夫・李奇對此做了很棒的說明：「焦慮如果有好的一面，那就是它會驅策你邁向成功。就連心情稍稍低落也很有幫助……因為它會讓你刺激你面對一切並達到成功，以改善心情。你會學到用成功的鼓舞來療癒痛苦。罹患輕度憂鬱症時，這種病會驅策你，對你說你表現得不太好。你會嘗試用創新與成功來消滅無法勝任的感覺。就算你贏了，那種不安全感也會繼續對你說：『你還是不夠好。』它會激勵你，讓你想要更精進。」Richey, C. & Kallendorf, H. R. (2010). *Acing Depression: A tennis champion's toughest match*. Chicago: New Chapter Press, n.p.

30. 神經質與多種精神病的罹患率升高有關，例如憂鬱症、焦慮症和思覺失調症。研究人員在報告中列舉了這些疾病：Lahey, B. B. (2009). Public health significance of neuroticism. *American Psychologist, 64*, 241-256.
31. Bouchard, T. J., & Loehlin, J. C. (2001). Genes, evolution, and personality. *Behavior Genetics, 31*, 243-273; Nettle, D. (2006). The evolution of personality variation in humans and other animals. American Psychologist, 61, 622-631.奈托（Nettle）特別提出理論，他認為，在人類及其他物種身上觀察到的不同程度神經質，代表神經質優點（對威脅高度警覺、加強努力達成目標）與缺點（罹患憂鬱症、健康狀況變差）的不同比例。
32. 其他促成心情愈來愈低落的因素如心情調適能力不佳（像是在心情低落時喝醉）、對快樂有不切實際的看法及期望等……在下一章中會繼續討論。Mauss, I. B., Tamir, M., Anderson, C. L., & Savino, N. S. (2011). Can seeking happiness make people unhappy? Paradoxical effects of valuing happiness. *Emotion, 11*, 807-815.
33. 關於正面情感的日常晝間節律，研究證明可參見Clark, L. A., Watson, D., & Leeka, J. (1989). Diurnal variation in the positive affects. *Motivation and Emotion, 13*, 205-234.
34. Espiritu, R. C., Kirpke, D. F., Ancoli-Israel, S., Mowen, M. A., Mason, W. J., Fell, R. L., & Kaplan, O. J. (1994). Low illumination experienced by San Diego adults: Association with atypical depressive symptoms. *Biological Psychiatry, 35*, 403-407.
35. 跨時區空中旅行也是一個現代作息傷害內在生物節律的好例子，時差會對心情產生負面影響。
36. National Sleep Foundation. (2011, March 7). Annual Sleep in America poll explores connections with communications technology use and sleep [Press release]. Retrieved from http://www.sleepfoundation.org/article/press-release/annurl-sleep-america-poll-exploring-connections-communications-technology-use.若我們睡前使用電子設備傳訊息，不難預料到，隔天起床後不會覺得精神有所恢復。
37. 有愈來愈多人開始正視睡眠不足對生理與心理健康造成的不利影響，請參見Wiebe, S. T., Cassoff, J., & Gruber, R. (2012). Sleep patterns and the risk for unipolar depression: A review. *Nature and Science of Sleep, 4*, 63-71；以及Banks, S., & Dinges, D. F. (2007). Behavioral and physiological consequences of sleep restriction. *Journal of Clinical Sleep*

community sample. American Journal of Psychiatry, 158, 1878-1883; Mullen, P. E., Martin, J. L., Anderson, J. C., Romans, S. E., & Herbison, G. P. (1996). The long-term impact of the physical, emotional, and sexual abuse of children: A community study. *Child Abuse and Neglect, 20, 7-21; Kendler, K. S., Bulik, C. M., Silberg, J., Hettema, J. M., Myers, J., & Prescott,* A. C. (2000). Childhood sexual abuse and adult psychiatric and substance use disorders in women: An epidemiological and cotwin control analysis. *Archives of General Psychiatry, 57*, 953-959.

21. 珍的憂鬱症發作顯然是在更多刺激出現後引發的：父母都心臟病發、祖父母其中一人在垂死邊緣，還有終於說出童年那個驚人祕密時的內心掙扎。不過，人有可能一直帶著這些低落的心情、長期不安地過日子。
22. Galea, S., Ahern, J., Resnick, H., Kilpatrick, D., Bucuvalas, M., Gold, J., & Vlahov, D. (2002). Psychological sequelae of the September 11 terrorist attacks in New York City. *New England Journal of Medicine, 346*, 982-987.
23. 著名的嬰兒性格研究，請見Thomas, A., & Chess, S. (1977). *Temperament and development.* New York: Brunner/Mazel.
24. Kagan, J., & Snidman, N. (1991). Temperamental factors in human development. *American Psychologist, 46*, 856-862.
25. 例子可參見Posner, M. I., Rothbart, M. K., & Sheese, B. E. (2007). *Attention genes. Developmental Science, 10*, 24; Loehlin, J. C., McCrae, R. R., Costa, P. T., & John, O. P. (1998). Heritabilities of common and measure specific components of the Big Five personality factors. *Journal of Research in Personality, 32*, 431-453。我特別強調人類的案例，相較之下，也有許多證據強烈證明，其他哺乳動物也有極度多樣化性格。跟狗相處過的人就會知道這一點。
26. 這些實驗的描述可參見Wilson, D. S. (2007). *Evolution for everyone: How Darwin's theory can change the way we think about our lives.* New York: Bantam Dell, pp. 106-108。也可參見Cain, S. (2001, June 25). Shyness: Evolutionary tactic. *New York Times*. Retrieved from http://www.nytimes.com/2011/06/26/opinion/sunday/26shyness.html?pagewated=2.
27. 有實例可證明，人生大事造成的影響在自認高度神經質的人身上，維持得比較久——請見Suls, J., & Martin, R. (2005). The daily life of the garden-variety neurotic: Reactivity, stressor exposure, mood spillover, and maladaptive coping. *Journal of Personality, 73*, 1485-1509——其他物種的例子請見Weiss, A., King, J. E., & Perkins, L. (2006). Personality and subjective well-being in orangutans (Pongo pygmaeus and Pongo abelii). *Journal of Personality and Social Psychology, 90*, 501-511.
28. 由於空間上的限制，此處提及的研究室實驗是簡化過的。
29. 學者一直不太去探究神經質性格有哪些優點可以抵銷缺點。傑拉德・馬修（Gerald Matthews）的研究是一個例外。Matthews, G. (2004). Neuroticism from the top down: Psychophysiology and negative emotionality. In R. Stelmack (Ed.), *On the psychobiology of personality: Essays in honor of Marvin Zuckerman* (pp. 249-266). Amsterdam: Elsevier Science. 在焦慮及認知相關的大量證據基礎下，他認為，高度神經質的人能將敏感度提昇到

影響就會減低。Williams, K. M., Suls, J., Alliger, G. M., Learner, S. M., & Wan, C. K. (1991). Multiple role juggling and daily mood states in working mothers: An experience sampling study. *Journal of Applied Psychology, 76*, 664-674. 同樣地，一項每天測量八次、為期八天的日誌調查發現，前一天的心情及問題與隔天的心情無關。Marco, C. A., & Suls, J. (1993). Daily stress and the trajectory of mood: Spillover, response assimilation, contrast, and chronic negative affectivity. *Journal of Personality and Social Psychology, 64*, 1053-1063. 最引人注目的大概是史東（Stone）與尼爾（Neale）的一項著名研究。在自願接受調查的樣本群體身上，他們發現「嚴重」日常事件對隔天的心情沒有絲毫影響。這個研究特別令人關注的地方在於，研究人員吃足了苦頭才篩選出在當天經歷過一項重大負面事件而影響到心情的男性。透過他們親自回報及他們妻子對於丈夫心情的描述，研究人員得以檢視這些男性隔天的心情。負面事件對隔天或後來的心情都沒有強烈衝擊。Stone, A. A., & Neale, J. M. (1984). Effects of severe daily events on mood. *Journal of Personality and Social Psychology, 46*, 137-144.

14. 丹尼爾・吉伯特（Daniel Gilbert）二〇〇六年的著作《快樂為什麼不幸福？》一書中討論人如何預測情緒，並概略指出，人對好事與壞事的真正反應，其持續時間通常比他們在事件發生前所預測的時間還要短。
15. Shapiro, D., Jamner, L. D., Goldstein, I. B., & Delfino, R. J. (2001). Striking a chord: Moods, blood pressure, and heart rate in everyday life. *Psychophysiology, 38*, 197-204.
16. Zelenski, J. M., & Larsen, R. J. (2000). The distribution of basic emotions in everyday life: A state and trait perspective from experience sampling data. *Journal of Research in Personality, 34*, 178-197.
17. 憂鬱症的初次發作中，有一半以上是在患者經歷過嚴重的人生事件後出現的。不過，研究者進一步解釋，當事人不一定會明確感知到自己症狀與該事件之間的關連。Monroe, S. M., & Harkness, K. L. (2005). Life stress, the "kindling" hypothesis, and the recurrence of depression: Considerations from a life stress perspective. *Psychological Review, 112*, 417-445.
18. 例子請參見Wilson, T. D., & Gilbert, D. T. (2008). Explaining away: A model of affective adaptation. *Perspective on Psychological Science, 3*, 370-386.
19. 這種情形與分析性思維反芻假說有部分一致，即低落心情是「嚴峻」的社交困境激發的。舉例來說，阿茲海默症的照護工作會引發照護者長期心情低落，因為他要面對的病人會在病情愈來愈惡化的同時，出現令人灰心與矛盾的反應。
20. Chapman, D. P., Whitfield, C. L., Felitti, V. J., Dube, S. R., Edwards, V. J., & Anda, R. F. (2004). Adverse childhood experiences and the risk of depressive disorders in adulthood. *Journal of affective Disorders, 82*, 217-225. 比較童年與成年時期的創傷，就知道創傷生成的時機很重要；與成年時期的創傷相比，童年創傷造成往後情緒問題的機率較高。Molnar, B. E., Buka, S. L., & Kessler, R. C. (2001). Child sexual abuse and subsequent psychopathology: Results from the National Comorbidity Survey. *American Journal of Public Health, 91*, 753-769; MacMillan, H. L., Fleming, J. E., Streiner, D. L., Lin, E., Boyle, M. H., Jamieson, E … Beardslee, W. R. (2001). Childhood abuse and lifetime psychopathology in a

for minor depression in primary care: remission rates and predictors of improvement. *General Hospital Psychiatry, 28*, 205-212.

5. 在臨床實驗中，輕度憂鬱症患者頭一個月服用安慰劑期間，有百分之六出現症狀減輕的現象。Judd, L. L., Rapaport, M. H., Yonkers, K. A., Rush, A. J., Frank, E., Thase, M. E., ... Tollefson, G. (2004). Randomized, placebo-controlled trial of fluoxetine for acute treatment of minor depressive disorder. *American Journal of Psychiatry, 161*, 1864-1871.
6. Judd, L. L., Akiskal, H. S., & Paulus, M. P. (1997). The role and clinical significance of subsyndromal depressive symptoms (SSD) in unipolar major depressive disorder. *Journal of Affective Disorders, 45*, 5-18.
7. Judd, L. L., Akiskal, H. S., & Paulus, M. P. (1997). The rold and clinical significance of subsyndromal depressive symptoms (SSD) in unipolar major depressive disorder. *Journal of Affective Disorders, 45*, 5-18; Gonzalez-Tejera, G., Canino, G., Ramirez, R., Chavez, L., Shrout, P., Bird, H., & Bauermeister, J. (2005). Examining minor and major depression in adolescents. *Journal of Child Psychology and Psychiatry, 46*, 888-899.
8. 針對輕度憂鬱症所做的研究較少，但有幾項初步調查指出，重度與輕度憂鬱症患者在整體的失能及經濟負擔情況上都很類似。Judd, L. L., Paulus, M. P., Wells, K. B., & Rapaport, M. H. (1996). Socioeconomic burden of subsyndromal depressive symptoms and major depression in a sample of the general population. *American Journal of Psychiatry, 153*, 1411-1417; Cuijpers, P., Smit, F., Oostenbrink, J., de Graaf, R., ten Have, M., & Beekman, A. (2007). Economic costs of minor depression: A population-based study. *Acta Psychiatrica Scandinavica, 115*, 229-236; Broadhead, W. E., Blazer, D. G., George, L. K., & Tse, C. K. (1990). Depression, disability days, and days lost from work in a prospective epidemiologic survey. *Journal of the American Medical Association, 264*, 2524-2528. 布羅赫德（Broadhead）與同事推測，由於輕度憂鬱症高度流行，所以一般人會以為輕度憂鬱症的失能時間比重度憂鬱症更久。
9. 此估計數字 可能有爭議。Cuijpers, P., de Graaf, R., & van Dorsselaer, S. (2004). Minor depression: Risk profiles, functional disability, health care use and risk of developing major depression. Journal of Affective depression as a predictor of the first onset of major depressive disorder over a 15-year follow-up. *Acta Psychiatrica Scandinavica, 113*, 36-43.
10. 不是由淺度憂鬱演變而來的深度憂鬱似乎非常罕見。（賈德〔Judd〕等人在一項長期性研究中證實，完全沒有憂鬱症狀的人當中，在一年內會陷入深度憂鬱的比例，只有不到百分之一。）
11. Bolder, N., DeLongis, A., Kessler, R. C, & Schilling, E. A. (1989). Effects of daily stress on negative mood. *Journal of Personality and Social Psychology, 57,* 808-818.
12. 有研究顯示，一般來說，日常壓力源在消失當天過後似乎就不會再影響心情了。Rehm, L. P. (1978). Mood, pleasant events, and unpleasant events: Two pilot studies. *Journal of consulting and Clinical Psychology, 46*, 853-859; Stone, A. A., & Neale, J. M. (1984). Effects of severe daily events on mood. *Journal of Personality and Social Psychology, 46*, 137-144.
13. 研究人員發現了一種對比效應，即如果某天事件的負向影響很強，那麼隔天其負向

26. Kendler, K. S., Hettema, J. M., Butera, F., Gardner, C. O., & Prescott, C. A. (2003). Life event dimensions of loss, humiliation, entrapment, and danger in the prediction of onsets of major depression and generalized anxiety. *Archives of General Psychiatry, 60,* 789-796.
27. John Grace, MD, personal communication with the author, November 13, 2010.
28. Internet memorial created for Anne Elizabeth Fullwood-Smith, October 24 1956-April 15 1007 05-3-1998 by Marcia Smith. Retrieved from http://www.virtualmemorials.com/main.php?action=view&mem_id=845&page_no=1.
29. Thompson, T. (1996). The beast: *A journey through depression.* New York: Plume, p. 73.
30.「時間會撫平傷慟與紛爭，因為我們會改變，不再是原來的那個人。」Pascal, B. (1996). Penseés [1670]. In E. Ehrlich & M. De Bruhl (Eds.), *International thesaurus of quotations: Revised edition* (p. 689). New York: HarperCollins. 此項統計數據的最佳來源為 Clayton, P. J. (1982). Bereavement. In E. S. Paykel (Ed.), *Handbook of affective disorders* (pp. 403-415). New York: Guilford；Zisook, S., & Shuchter, S. R. (1991). Depression through the first year after the death of a spouse. *American Journal of Psychiatry, 148,* 1346-1352。一年過後，喪親的受試者有百分之十六患有憂鬱症；Gallagher, D. E., Breckenridge, J. N., Thompson, L. W., & Peterson, J. A. (1983). Effects of bereavement on indicators of mental health in elderly widows and widowers. *Journal of Gerontology, 38,* 565-571。
31. 喬治・博南諾（George Bonanno）的研究解釋何謂完整的傷慟（successful grief），其中包括一些過程，喪親者可以在其中找出失落事件隱藏的好處，或者把事件當成一種媒介來重塑與逝者的關係。Bonanno, G. A. (2009). *The other side of sadness: What the new science of bereavement tells us about life after loss.* New York: Basic Books.

第五章　低落心情的溫床

1. 請見 Horwitz, A. V., & Wakefield, J. C. (2007). *The loss of sadness: How psychiatry transformed normal sorrow into depressive disorder.* New York: Oxford University Press.
2. 在基層醫療體系中，這些患者比重度憂鬱症患者還要常見，有些數據指出，他們出現的程度是重度憂鬱症患者的四倍。Barrett, J. E., Barrett, J. A., Oxman, T. E., & Gerber, P. D. (1988). The prevalence of psychiatric disorders in a primary care practice. *Archives of General Psychiatry, 45,* 1100-1106; Williams, J. W., Kerber, C. A., Mulrow, C. D., Medina, A., & Aguilar, C. (1995). Depressive disorders in primary care: Prevalence, functional disability, and identification. *Journal of General Internal Medicine, 10,* 7-12.
3. Mark T. Hegel, personal communication with the author, January 20, 2011. 輕度憂鬱症患者對抗憂鬱劑的反應似乎不理想。長時間的追蹤後，病患最終是透過「平常的」照護好轉，而問題解決療法（problem-solving treatment）則可以加快此一過程。Oxman, T. E., Hegel, M. T., Hull, J. G., & Dietrich, A. J. (2008). Problem-solving treatment and coping styles in primary care for minor depression. *Journal of Consulting and Clinical Psychology, 76,* 933-943.
4. Hegel, M. T., Oxman, T. E., Hull, J. G., Swain, K., & Swick, H. (2006). Watchful waiting

Linnoila, M., & Gold, P. (1988). The CRH stimulation test in bereaved subjects with and without accompanying depression. *Psychiatry Research, 25*, 145-156。

19. Karem, E. G. (1994). The nosological status of bereavement-related depressions. *British Journal of Psychiatry, 165*, 48-52; Brent, D. A., Perper, J. A., Moritz, G., Liotus, L., Schweers, J., & Canobbio, R. (1994). Major depression or uncomplicated bereavement? A follow-up of youth exposed to suicide. *Journal of the American Academy of Child and Adolescent Psychiatry, 33*, 231-239; Bodnar, J. C., & Kiecolt-Glaser, J. K. (1994). Caregiver depression after bereavement: Chronic stress isn't over when it's over. *Psychology and Aging, 9*, 372-380.
20. Oakley, F., Khin, N. A., Parks, R., Bauer, L., & Sunderland, T. (2002). Improvement in activities of daily living in elderly following treatment for post-bereavement depression. *Acta Psychiatrica Scandinavica, 105*, 231-234. Kessing, L. V., Bukh, J. D., Bock, C., Vinberg, M., & Gether, U. (2010). Does bereavement-related first episode depression differ from other kinds of first depressions? *Social Psychiatry and Psychiatric Epidemiology, 45*, 801-808. 凱欣（Kessing）在研究中，比較了因喪親而罹患憂鬱症、不是因喪親而罹患憂鬱症，以及沒有遇到充滿壓力的人生大事就罹患憂鬱症的人，發現這三個群體對抗憂鬱藥物療法的反應程度沒有差異。
21. Wakefield, J. C., Schmitz, M. F., First, M. B., & Horwitz, A. V. (2007). Extending the bereavement exclusion for major depression to other losses: Evidence from the National Comorbidity Survey. *Archives of General Psychiatry, 64*, 433-440. 所有比較數據中只有出現一項差異。
22. Kendler, K. S., Myers, J., & Zisook S. (2008). Does bereavement-related major depression differ from major depression associated with other stressful life events? *American Journal of Psychiatry, 165*, 1449-1455.
23. Lebanon: Karam, E. G., Tabet, C. C., Alam, D., Shamseddeen, W., Chatila, Y., Mneimneh, Z., … Hamalian, M. (2009). Bereavement related and non-bereavement related depressions: A comparative field study, *Journal of Affective Disorders, 112*, 102-110. Denmark: Kessing, L. V., Bukh, J. D., Bock, C., Vinberg, M., & Gether, U. (2010). Does bereavement-related first episode depression differ from other kinds of first depression? *Social Psychiatry and Psychiatric Epidemiology, 45*, 801-808. France: Corruble, E., Chouinard, V. A., Letierce, A., Gorwood, P. M., & Chouinard, G. (2009). Is DSM-IV bereavement exclusion for major depressive episode relevant to severity and pattern of symptoms? A case-control, cross-sectional study. *Journal of Clinical Psychiatry, 70*, 1091-1097. 在法國的研究資料中，因為喪親而應該排除在憂鬱症之外的患者，其實比「正規」的憂鬱症患者還要憂鬱。
24. Hagar, R. (2010, November 23). Dema Guinn, a heart in sorrow. *Reno Gazette Journal*. Retrieved from http://www.rgj.com/article/20101123/NEWS/11210368/Dema-Guinn-heart-sorrow.
25. Brown, G. W., & Harris, T. O. (Eds.). (1989). *Life events and illness*. New York: Guiford; Mazure, C. M. (1998). Life stressors as risk factors in depression. Clinical Psychology: *Science and Practice, 5*, 291-313.

of Psychiatry, 122, 561-566; Zisook, S., & Shuchter, S. R. (1993). Major depression associated with widowhood. American Journal of Geriatric Psychiatry, 1, 316-326。

10. Mojtabai, R. (2011). Bereavement-related depressive episodes: Characteristics, 3-year course, and implications for the DSM-5. *Archives of General Psychiatry, 68*, 920-928; Karam, E. G. (1994). The nosological status of bereavement-related depressions. *British Journal of Psychiatry, 165*, 48-52.
11. 喪親問題的研究者會用各種與憂鬱症診斷沒有緊密關係的理論架構（例如複雜性傷慟〔complicated grief〕）來進行研究。
12. 這個說法出自Greenberg, G. (2005). Misery's fogs. Is depression a diagnosis or a distraction? *Harper's Magazine, 311*, 89-94.
13. 即使喪親引起的憂鬱症本質上與其他類型的憂鬱症相似，並不代表喪親前發生的事件對憂鬱症的出現沒有影響。一些初步的證據指出，不同的先前事件所引發的症狀型態也可能有些微差異。例子可參見Keller, M. C., & Nesse, R. M. (2006). The evolutionary significance of depressive symptoms: Different adverse situations lead to different depressive symptom patterns. *Journal of Personality and Social Psychology, 91*, 316-330; Keller, M. C., & Nesse, R. M. (2005). Is low mood an adaptation? Evidence for subtypes with symptom s that match precipitants. *Journal of Affective Disorders, 86*, 27-35.
14. 關於這項改變的爭議，可參見以下評論：http://opinionator.blogs.nytimes.com/2013/02/06/the-limits-of-psychiatry/或是http://newoldage.blogs.nytimes.com/2013/01/24/grief-over-new-depression-diagnosis/。
15. Zisook, S., & Kendler, K. S. (2007). Is bereavement-related depression different than nn-bereavement-related depression? *Psychological Medicine, 37*, 779-794.
16. layton, P. J. (1975). The effect of living alone of bereavement symptoms. *American Journal of Psychiatry, 132*, 133-137; Dimond, M., Lund, D. A., & Caserta, M. S. (1987). The role of social support in the first two years of bereavement in an elderly sample. *Gerontologist, 27*, 599-604; Norris, F. H., & Murrell S. A. (1990). Social support, life events, and stress as modifiers of adjustment to bereavement by older adults. *Psychology and Aging, 5*, 429-436; Harlow, S. D., Goldberg, E. L., & Comstock, G. W. (1991). A longitudinal study of risk factors for depressive symptomatology in elderly widowed and married women. *American Journal of Epidemiology, 134*, 526-538; Nuss, W. S., & Zubenko, G. S. (1992). Correlates of persistent depressive symptoms in widows. *American Journal of Psychiatry, 149*, 346-351.
17. Clayton, P. J. (1975). The effect of living alone on bereavement symptoms. *American Journal of Psychiatry*, 132, 133-137; McHorney, C. A., & Mor, V. (1988). Predictors of bereavement depression and its health services consequences. Medical Care, 25, 882-893.
18. 免疫力變化：Linn, M. W., Linn, B. S., & Jensen, J. (1984). Stressful events, dysphoric mood, and immune responsiveness. *Psychological Reports, 54,* 219-222; Gerra, G., Monti, D., Panerai, A. E., Sacerdote, P., Anderlini, R., Avanzini, P., & Franceschi, C. (2003). Long-term immune-endocrine effects of bereavement: Relationships with anxiety levels and mood. *Psychiatry Research, 121*, 145-158。內分泌變化：Roy, A., Gallucci, W., Avgerinos, P.,

Hayashi, M., & Matsuzawa, T. (2010). Chimpanzee mothers at Bossou, Guinea, carry the mummified remains of their dead infants. *Current Biology, 20*, R351-R352.

2. Dunk, M. (2008, August 19). A mother's grief: Heartbroken gorilla cradles her dead baby. Daily Mail. Retrieved from http://www.dailymail.co.uk/sciencetech/article-1046549/A-mothers-grief-Heartbroken-gorilla-cradles-dead-baby.html.
3. Lyons, D. M., Wang, O. J., Lindley, S. E., Levine, S., Kalin, N. H., & Schatzberg, A. F. (1999). Separation induced changes in squirrel monkey hypothalamic-pituitary-adrenal physiology resemble aspects of hypercortisolism in humans. *Psychoneuroendocrinology, 24*, 131-142；恆河猴幼猴與母親分離時，壓力荷爾蒙會增加分泌。Levine, S., & Wiener, S. G. (1988). Psychoendocrine aspects of mother-infant relationship in nonhuman primates, *Psychoneuroendocrinology, 13*, 143-154.
4. Ritchey, R. L., & Hennessy, M. B. (1987). Cortisol and behavioral responses to separation in mother and infant guinea pigs. *Behavioral and Neural Biology, 48*, 1-12；亦請見Mineka, S., & Suomi, S. J. (1978). social separation in monkeys. Psychological Bulletin, 85, 1376-1400。
5. 死亡在其他物種的認知中如何呈現，這點很難說，但是相關行為不需要複雜的表述就能產生。動物可以在沒有永久死別概念的情況下因為分離而感受到威脅。五歲以下的人類孩童對死亡這個生物概念及其終極性也不了解，但他們仍然會因死別或分離而憂傷。我們還不清楚人類演化過程中在什麼時候、以什麼方式發展出了死亡的概念，還以此延伸出細緻的表達方式，在遭遇失落時，能在文化及符號上做出基本回應。人類喪失親友後的排場，如葬禮，都是最近十萬年內發展出來的。
6. Weis, D. (2010). French poet, writer and statesman, 1790-1869. *In Everlasting wisdom* (p. 20). Rogersthorpe, UK: Paragon Publishing.
7. 雖然博學的評論者提出了有利的論據，說明其他動物也有與喪親反應類似的行為，但最佳實例依然在哺乳類動物。關於動物傷慟的詳盡探討，請見King, B. J. (2013). *How animals grieve*. Chicago: University of Chicago Press。
8. 關於這一點，精彩的概述請見Archer, J. (1999). *The nature of grief: The evolution and psychology of reactions to loss*. New York: Routledge.
9. 喪親後出現憂鬱症狀的比例為何這麼高，可參考Clayton, P. J., Halikas, J. A., & Maurice, W. L. (1972). The depression of widowhood. *British Journal of Psychiatry, 120*, 71-77; Gilewski, M. ., Farberow, N. L., Gallagher, D. E., & Thompson, L. W. (1991). Interaction of depression and bereavement on mental health in the elderly. *Psychology and Aging, 6*, 67-75; Harlow, S. D., Goldberg, E. L., & Comstock, G. W. (1991). A longitudinal study of the prevalence of depressive symptomatology in elderly widowed and married women. *Archives of General Psychiatry, 48*, 1065-1068; Futterman, A., Gallagher, D., Thompson, L. W., Lovett, S., & Gilewski, M. (1990). Retrospective assessment of martial adjustment and depression during the first 2 years of spousal bereavement. *Psychological Aging, 5*, 277-283; Zisook, S., & Shuchter, S. R. (1991). Depression through the first year after the death of a spouse. *American Journal of Psychiatry, 148*, 1346-1352; Bornstein, P. E., Clayton, P. J., Halikas, J. A., Maurice, W. L., & Robins, E. (1973). The depression of widowhood after thirteen months. British Journal

鼠被刻意培育成對這類刺激或多或少會產生較強烈的反應。

27. Rottenberg, J., Ray, R. D., & Gross, J. J. (2007). Emotion elicitation using films. In J. A. Coan & J. J. B. Allen (Eds.), *The handbook of emotion elicitation and assessment* (pp. 9-28). London: Oxford University Press.
28. Hatotani, N., Nomura, J., & Kitayama, I. (1982). Changes of brain monoamines in the animal model for depression. In S. Z. Langer, R. Takahashi, T. Segawa, & M. Briley (Eds.), *New vistas in depression* (pp. 65-72). New York: Pergamon Press.
29. 現在的讀者或許會覺得哈洛的實驗無意義又極其可憎，但對於正常情感發展必須具備哪些條件，在當年卻大力推翻人們的既有認知，並突顯了母親養育無與倫比的重要性。
30. Berton, O., McClung, C. A., DiLeone, R. J., Krishnan, V., Renthal, W., Russo, S. J., Nestler, E. J. (2006). Essential role of BDNF in the mesolimbic dopamine pathway in social defeat stress. *Science, 311*, 864-868; Tsankova, N. M., Berton, O., Renthal, W., Kumar, A., Neve, R. L., & Nestler, E. J. (2006). Sustained hippocampal chromatin regulation in a mouse model of depression and antidepressant action. *Nature Neuroscience, 9*, 519-525.
31. Kalin, N. H., & Carnes, M. (1984). Biological correlates of attachment bond disruption in humans and nonhuman primates. *Progress in Neuro-Psychopharmacology and Biological Psychiatry, 9*, 459-469; Kaufman, I. C., & Rosenblum, L. A. (1967). The reaction to separation in infant monkeys: Anaclitic depression and conservation-withdrawal. *Psychosomatic Medicine, 29*, 648-675; McKinney, W. T., & Bunney, W. E. (1969). Animal model of depression. I. Review of evidence: Implications for research. *Archives of General Psychiatry, 21*, 240-248.
32. Suomi, S. J., Eisele, C. D., Grady, S. A., & Harlow, H. F. (1975). Depressive behavior in adult monkeys following separation from family environment. *Journal of Abnormal Psychology, 84*, 576-578; Bowden, D. M., & McKinney, W. T. (1972). Behavioral effects of peer separation, isolation, and reunion on adolescent male rhesus monkeys. *Developmental Psychobiology, 5*, 353-362.
33. 這些反應與被送入收容機構的人類孩童類似。Robertson, J., & Bowlby, J. (1952). Responses of young children to separation from their mothers. *Courier of the International Children's Centre, Paris, 2*, 131-140.
34. 事實上，研究猴子與研究人類的科學家曾經彼此交流與交換意見。Van der Horst, F. C. P., LeRoy, H. A., & van der Veer, R. (2008). "When strangers meet": John Bowlby and Harry Harlow on attachment behavior. *Integrative Psychological and Behavioral Science, 42*, 370-388.
35. Bowlby, J. (1999). *Attachment: Vol. 1.* (2nd ed.). New York: Basic Books, p. 27. (Original work published 1969).

第四章　喪鐘響起：探討死亡這個普遍的觸發因素

1. http://download.cell.com/current-biology/mmcs/journals/0960-9822/PIIS0960982210002186.mmc2.mpg; Biro, D., Humle, T., Koops, K., Sousa, C.,

物管理局核准。」更多資訊請見Comyn, G. (2003 March/April). Extra-label drug use in veterinary medicine. *FDA Veterinarian Newsletter, 18* (2). Retrieved from http://www.fda.gov/AnimalVeterinary/NewsEvents/FDAVeterinarianNewsletter/ucm100268.htm.

13. Reconcile的臨床試驗內容請見http://www.fda.gov/downloads/AnimalVeterinary/Products/ApprovedAnimalDrugProducts/FOIADrugSummaries/ucm062326.pdf.
14. Crowell-Davis, S. L., & Murray, T. (2006). *Veterinary psychopharmacology*. Ames, IA: Blackwell Publishing. 關於一般家庭寵物（貓、狗）憂鬱症病程的列管資料極少。這項在狗身上進行的認知試驗證明抗憂鬱劑能改善認知表現：Bruhwyler, J., Chleide, E., Rettori, M. C., Poignant, J. C., & Mercier, M. (1993). Amineptine improves the performance of dogs in a complex temporal regulation schedule, *Pharmacology Biochemistry and Behavior, 45*, 897-903。
15. Matthews, K., Christmas, D., Swan, J., & Sorrell, E. (2005). Animal models of depression: Navigating through the clinical fog. *Neuroscience and Biobehavioral Reviews, 29*, 503-513; Deussing, J. M. (2006). Animal models of depression. *Drug Discovery Today: Disease Models, 3*, 375-383; Willner, P. (1984). The validity of animal models of depression. *Psychopharmacology, 83*, 1-16.
16. Steru, L., Chermat, R., Thierry, B., & Simon, P. (1985). The tail suspension test: A new method for screening antidepressants in mice. *Psychopharmacology, 85*, 367-370.
17. 這項試驗的實作影片可參見www.youtube.com/watch?v=pXqDV5nSZyA。
18. Porsolt, R. D., Le Pichon, M., & Jalfre, M. (1977). Depression: A new animal model sensitive to antidepressant treatments. *Nature, 266*, 730-732；這項實驗的實作影片可參見http://www.youtube.com/watch?v=U2ngNQFv04A。
19. Porsolt, R. D., Anton, G., Blavet, N., & Jalfre, M. (1978). Behavioural despair in rats: A new model sensitive to antidepressant treatments. *European Journal of Pharmacology, 47*, 379-391.
20. Knuston, B., Wolkowitz, O. M., Cole, S. W., Chan, T., Moore, E. A., Johnson, R. C., … Reus, V. I. (1998). Selective alternation of personality and social behavior by serotonergic intervention. *American Journal of Psychiatry, 155*, 373-379.
21. 實例請見Seligman, M. E. P., & Beagley, G. (1975). Learned helplessness in the rat. *Journal of Comparative and Physiological Psychology, 88*, 534-541。
22. Maier, S. F. (1984). Learned helplessness and animal models of depression. *Progress in Neuro-Psychopharmacology and Biological Psychiatry, 8*, 435-446.
23. Frank, E., Tu, X. M., Anderson, B., Reynolds, C. F., III, Karp, J. F., Mayo, A., & Kupfer, D. J. (1996). Effects of positive and negative life events on time to depression onset: An analysis of additivity and timing. *Psychological Medicine, 26*, 613-624.
24. 請見Katz, R. J. (1982). Animal model of depression: Pharmacological sensitivity of a hedonic deficit. Pharmacology *Biochemistry and Behavior, 16*, 965-968。
25. Willner, P., Muscat, R., & Papp, M. (1992). Chronic mild stress-induced anhedonia: A realistic animal model of depression. *Neuroscience and Biobehavioral Reviews, 16*, 525-534.
26. 事實上，研究人員做了很多試驗探索動物反應的變異性，以了解憂鬱經常出現的原因，其中又以針對「基因剔除鼠」與「基因轉殖鼠」做的基因研究為最；研究中的大

epidemiology. Journal of Child Psychology and Psychiatry, 47, 313-337；以及 Paul P. (2010, August 25). Can preschoolers be depressed? New York Times。Retrieved from http://www.nytimes.com/2010/08/29/magazine/29preschool-t.html?pagewanted=all.

4. Keltner, D., & Lerner, J. S. (2010). Emotion. In S. T. Fiske, D. T. Gilbert, & G. Lindzey (Eds.), *Handbook of social psychology* (5th ed.) (Vol 1, pp. 317-352). Hoboken, NJ: John Wiley & Sons.
5. Kleinman, A. (1988). *Rethinking psychiatry: From cultural category to personal experience*. New York: Free Press; Kleinman, A., & Good, B. (Eds.). (1985). *Culture and depression: Studies in the anthropology and cross-cultural psychiatry of affect and disorder*. Berkeley: University of California Press; Ballenger, J. C., Davidson, J. R., Lecrubier, Y., Nutt, D. J., Kirmayer, L. J., Lépine, J. P., … Ono, Y. (2001). Consensus statement on transcultural issues in depression and anxiety from the International Consensus Group on Depression and Anxiety. *Journal of Clinical Psychiatry, 62*, 47-55.
6. 如果我們假設每個物種都有其獨特的生態棲位，而且已經適應了這個棲位，那麼我們就應該預期不同哺乳動物的憂鬱症表現出來時會有些許差異（也就是說，我們不應該認為蝙蝠的憂鬱症和貓的憂鬱症表現出來的狀態會一模一樣）。
7. Shively, C.A., Register, T. C., Friendman, D. P., Morgan, T. M., Thompson, J., & Lanier, T. (2005). Social stress-associated depression in adult female cynomolgus monkeys (Macaca fascicularis). *Biological Psychology, 69*, 67-84.
8. 值得注意的是，對動物施以抗憂鬱劑可以逆轉這些反常現象：
Baltzer, V., & Weiskrantz, L. (1973). Antidepressant agents and reversal of diurnal activity cycles in the rat. *Behavioural models in psychopharmacology: Theoretical, industrial and clinical perspectives.* New York: Cambridge University Press.
9. 刻意培育成特別容易出現憂鬱行為（在尾部試驗中靜止不動）的小鼠睡眠較淺且較瑣碎，而且快速動眼睡眠潛時較短；這些反常現象與在憂鬱症病患身上觀察到的類似。El Yacoubi, M., Bouali, S., Popa, D., Naudon, L., Leroux-Nicollet, I., Hamon, M., ... Vaugeois, J. M. (2003). Behavioral, neurochemical, and electrophysiological characterization of a genetic mouse model of depression. *Proceedings of the National Academy of Sciences of the United States of America, 100*, 6227-6232.
10. Dog depression: Causes and cures [Web log post]. (n.d.). Retrieved from http://www.thedogdaily.com/health/illness/dog_depression/index.html?target=depression#axzz23RJfJIFr.
11. Horowitz, A., Jacobson, D., McNichol, T., & Thomas, O., 101 dumbest moments in business 2007. (2008, January 16). *Fortune*. Retrieved from http://money.cnn.com/galleries/2007/fortune/0712/gallery.101_dumbest.fortune/2.html.
12. Crowell-Davis, S. L., & Murray, T. (2006). Veterinary psychopharmacology. Ames, IA: Blackwell Publishing, p.4.「在本書付印時，獸醫界的精神藥物大多是在核准範圍之外使用的。核准用於治療動物行為問題的藥物只有治療犬隻分離焦慮的氯米帕明（Clomicalm）及治療老年犬隻認知功能障礙的左旋苯炔胺（Anipryl）。在核准範圍之外使用的意思是獸醫開這些藥物的用途與對象，都尚未通過美國食品暨藥

Recovery from major depression: A 10-year prospective follow-up across multiple episodes. *Archives of General Psychiatry, 54*, 1001-1006; Eaton, W. W., Anthony, J. C., Gallo, J., Cai, G., Tien, A., Romanoski, A., … Chen L. S. (1997). Natural history of Diagnostic Interview Schedule/ DSM-IV major depression: The Baltimore Epidemiological Catchment Area follow-up. *Archives of General Psychiatry, 54*, 993-999; Keller, M. B., Lavori, P. W., Mueller, T. I., Endicott, J., Coryell, W., Hirschfeld, R. M., & Shea T. (1992). Time to recovery, chronicity, and levels of psychopathology in major depression. *Archives of General Psychiatry, 49*, 809-816.

34. 肥胖的流行和憂鬱症一樣，是我們基因組成與現代環境交互作用的結果。Gluckman, P. D., & Hanson, M. A. (2008). Developmental and epigenetic pathways to obesity: An evolutionary-developmental perspective. *International Journal of Obesity, 32*, S62-S71.
35. Sapolsky, R. M. (2004). *Why zebras don't get ulcers* (3rd ed.). New York: Henry Holt and Company.
36. 表面上看來，深度憂鬱的害處似乎比淺度憂鬱還要大，但這並不代表深度憂鬱一定會降低適應性。它或許是一種代價可能很高昂、但若謹慎運用則會帶來助益的反應（後面的章節中有討論）。
37. 我將繼續研究的難解之謎很多。例如，地球上多數人的客觀物質與健康條件都在改善，為何罹患憂鬱症的人還會增加；請見Eastermann, G. (2003). The progress paradox. New York: Random House. 這本書指出客觀健康水準與資源無法充分解釋情感。
38. Cosmides, L., & Tooby, J., Evolutionary psychology: A primer. (1997). Retrieved from http://www.psych.ucsb.edu/research/ccp/primer.html.
39. 多數科學家認為，人類基因組在近代只有少許改變，不過相關討論非常熱烈。Cochran, G., & Harpending, H. (2009). *The 10,000 year explosion: How civilization accelerated human evolution*. New York: Basic Books.

第三章　其他物種對我們透露的憂鬱症資訊

1. 我們應該廣泛觀測各種動物的情感基本要素。關於此問題的討論，請見Damasio, A. M. (1999). The feeling of what happens: Body and emotion in the making of consciousness. New York: Houghton Mifflin Harcourt。亦可見Francis Crick Memorial Conference. (2012, July 7). The Cambridge declaration on consciousness。Retrieved from http://fcmconference.org/img/CambridgeDeclarationOnConsciousness.pdf.
2. 在心理學家莎拉・布洛斯南（Sarah Brosnan）的實驗中，用代幣（小石子）換得小黃瓜的黑猩猩與猴子看到其他同伴用一樣多的代幣換到更美味的點心——葡萄——之後就出現了負面回應。牠們的憤怒反應包含叫囂及丟開牠們的小黃瓜或代幣，似乎在表示，牠們多少明白自己錯過了好機會。Tierney, J. (2009, June 1). In that tucked tail, real pangs of regret? *New York Times*. Retrieved from http://www.nytimes.com/2009/06/02/science/02tier.html?_r=0.
3. 關於學齡前憂鬱症的流行病學，請見Egger, H. L., & Angold, A. (2006). Common emotional and behavioral disorders in preschool children: Presentation, nosology, and

Bulletin, 139, 81-132.

24. 雖然我的討論聚焦在負面心情，但這裡的分析也可輕易套用在其他負面的情感狀態。舉例來說，憤怒不大可能是絕對的好或絕對的壞。憤怒有時候很有幫助，像是在組織行動以對抗一系列襲擊的時候；有時候又沒有好處，例如長期的憤怒與拙劣的憤怒管理能力會摧毀親近關係。進一步說，對任何情感狀態的壞處及好處若有詳盡的了解，我們就能從更理想的處境來將壞處最小化、將好處最大化。
25. 兩極化的爭論實例請見Lehrer, J. (2010, February 25). Depression's upside. New York Times。Retrieved from http://www.nytimes.com/2010/02/28/magazine/28depression-t.html?pagewanted=all&_r=0；Andrews, P. W., & Thomson, J. A., Jr. (2009). The bright side of being blue: Depression as an adaptation for analysing complex problems. *Psychological Review, 116*, 620-654；以及Pies, R. W. (2010). The myth of depression' s upside [Web log post]。Retrieved from http://psychcentral.com/blog/archives/2010/03/01/the-myth-of-depressions-upside/.
26. Kramer, P. D. (2005). *Against depression*. New York: Viking.
27. Von Helversen, B., Wilke, A., Johnson, T., Schmid, G., & Klapp, B. (2011). Performance benefits of depression: sequential decision making in a healthy sample and a clinically depressed sample. *Journal of Abnormal Psychology, 120*, 962-968.
28. 請見Levinson, D. F. (2009). Genetics of major depression. In I. H. Gotlib & C. L. Hammen (Eds.), *Handbook of depression* (2nd ed.) (pp. 165-186). New York: Guilford Press.
29. 實例請見Ormel, J., Oldehinkel, A. J., & Brilman, E. I. (2001). the interplay and etiological continuity of neuroticism, difficulties, and life events in the etiology of major and subsyndromal, first and recurrent depressive episodes in later life. *American Journal of Psychiatry, 158*, 885-891；以及Horowitz, A. Reinhardt, J. P., & Kennedy, G. J. (2005). Major and sub threshold depression among older adults seeking vision rehabilitation services. *American Journal of Geriatric Psychiatry, 13*, 180-187。
30. Iacoviello, B. M., Alloy, L. B., Abramson, L. Y., & Choi, J. Y. (2010). The early course of depression: A longitudinal investigation of prodromal symptoms and their relation to the symptomatic course of depressive episodes. *Journal of Abnormal Psychology, 119*, 459-467; Murphy, J. M., Sobol, A. M., Olivier, D. C., Monson, R. R., Leighton, A. H., & Pratt, L. A. (1989). Prodromes of depression and anxiety: The Stirling County study. *British Journal of Psychiatry, 155*, 490-495.
31. Fava, G. A., Grandi, S., Zielezyn, M., Canestrari, R., & Morphy, M. A. (1994). Cognitive behavioral treatment of residual symptoms in primary major depressive disorder. *American Journal of Psychiatry, 151*, 1295-1299.這些作者也證明，殘留症狀的性質與憂鬱期之前出現的症狀很類似。
32. Boland, R. J., & Keller, M. B. (2009). Course and outcome of depression. In I. H. Gotlib & C. L. Hammen (Eds.), *Handbook of depression* (2nd ed.) (pp. 23-43). New York: Guilford Press.
33. 憂鬱期長度的中數在各項研究中皆有差異，從四個月到七個月都有。Solomon, D. A., Keller, M. B., Leon, A. C., Mueller, T. I., Shea, M. T., Warshaw, M., ... Endicott J. (1997).

9. Forgas, J. P. (2007). When sad is better than happy: Negative affect can improve the quality and effectiveness of persuasive messages and social influence strategies. *Journal of Experimental Social Psychology, 43*, 513-528.
10. 實驗的描述來自 Forgas, J. P. (2013). Don't worry, be sad! On the cognitive, motivational, and interpersonal benefits of negative mood. *Current Directions in Psychological Science, 22*, 225-232。
11. Ackermann, R., & DeRubeis, R. J. (1991). Is depressive realism real? Clinical *Psychology Review, 11*, 565-584; Moore, M. T., & Fresco, D. M. (2012). Depressive realism: A meta-analytic review. Clinical Psychology Review, 32, 496-509.
12. Taylor, S. E., & Brown, J. D. (1988). Illusion and well-being: A social psychological perspective on mental health. *Psychological Bulletin, 103*, 193-210.
13. Wrosch C., & Miller, G. E. (2009). Depressive symptoms can be useful: Self-regulatory and emotional benefits of dysphoric mood in adolescence. *Journal of Personality and Social Psychology, 96*, 1181-1190.
14. Bowlby, J. (1980). *Attachment and loss. Vol. 3 Loss: Sadness and depression*. New York: Basic Books.
15. Banks, S. M., & Kerns, R. D. (1996). Explaining high rates of depression in chronic pain: A diathesis-stress framework. Psychological Bulletin, 119, 95-110; Zuroff, D. C., Fournier, M. A., & Moskowitz, D. S. (2007). Depression, perceived inferiority, and interpersonal behaviour: Evidence for the involuntary defeat strategy. *Journal of Social and Clinical Psychology, 26*, 751-778.
16. 舉例來說，古希臘醫學家希波克拉底在兩千五百多年前就描述過低落與憂鬱心情，他使用的文辭至今仍有很大的迴響。
17. 短暫的悲傷可以讓我們在思考假設的生活情境時更加謹慎。Yuen, K. S. L., & Lee, T. M. C. (2003). Could mood state affect risk-taking decisions? *Journal of Affective Disorders, 75*, 11-18; Chou, K. L., Lee, T., & Ho, A. H. Y. (2007). Does mood state change risk taking tendency in older adults? *Psychology and Aging, 22*, 310-318. 邏輯上來說，從未悲傷過的人生活中應該充滿重複的錯誤，但是針對這個題目所做的實證研究極少。
18. Stringer, L. (2002). Fading to gray. In N. Casey (Ed.), *Unholy ghost: Writers on depression* (p. 113). New York: William Morrow.
19. Nesse, R. M. (2000). Is depression an adaptation? *Archives of General Psychiatry, 57*, 14-20. 這也是分析式反芻假說的主旨。
20. Lykouras, E., Malliaras, D., Christodoulou, G. N., Papakostas, Y., Voulgari, A., Tzonou, A., & Stefanis, C. (1986). Delusional depression: Phenomenology and response to treatment. *Acta Psychiatrica Scandinavica, 73*, 324-329.
21. Frenk Peeters, personal communication with the author, December 1, 2010.
22. Thompson, T. (1996). *The beast: A journey through depression*. New York: Plume, p. 3.
23. Snyder, H. R. (2013). Major depressive disorder is associated with broad impairments on neuropsychological measures of executive function: A meta-analysis and review. *Psychological*

3. 請見Pinker, S. (1997). *How the mind works*. New York: W. W. Norton & Company. 史迪芬平克（Steven Pinker）強烈地主張，接受演化是一個事實，並不代表我們就沒有權力從道德立場去論斷它。即便心情低落是一種完美的適應作用，我們的社會願意接納到什麼程度，還是要加以批判，否則每件事只要是既成事實，我們就得接受。
4. 「年幼的紅毛猩猩與黑猩猩生病時洩氣的模樣，就和人類的兒童一樣明顯，也幾乎和人類的兒童一樣令人心疼。這種心理與生理狀態透過牠們無精打采的行動、沮喪的表情、黯淡的眼神及不同於平日的氣色表現出來。」Darwin, C. R. (1872). *The expression of the emotions in man and animals*. London: John Murray.
5. 關於降低衝突，請見Gilbert, P. (1992). *Depression: The evolution of powerlessness*. East Sussex, UK: Lawrence Erlbaum Associates；關於社會風險，請見Allen, N. B., & Badcock, P. B. T. (2003). The social risk hypothesis of depressed mood: Evolutionary, psychosocial, and neurobiological perspectives. *Psychological Bulletin, 129*, 887-913；關於中止機制，請見Nesse, R. M. (2000). Is depression an adaptation? Archives of General Psychiatry, 57, 14-20；關於複雜的問題，請見Andrews, P. W., & Thomson, J. A., Jr. (2009). The bright side of being blue: Depression as an adaptation for analysis complex problems. *Psychological Review, 116*, 620-654。
6. 這些關於低落心情益處的研究是以人類為中心，而且只點出低落心情的部分功能，實例請見Ambady, N., & Gray, H. (2002). On being sad and mistaken: Mood effects on the accuracy of thin-slice judgments. *Journal of Personality and Social Psychology, 83*, 947-961；Edwards, J. A. & Weary, G. (1993). Depression and the impression-formation continuum: Piecemeal processing despite the availability of category information. *Journal of Personality and Social Psychology, 64*, 636-645；Forgas, J. P. (1998). On being happy and mistaken: Mood effects on the fundamental attribution error. *Journal of Personality and Social Psychology, 75*, 318-331；Gasper, K. (2004). Do you see what I see? Affect and visual information processing. Cognition and Emotion, 18, 405-421；Gasper, K., & Clore, G. L. (2002). Attending to the big picture: Mood and global versus local processing of visual information. *Psychological Science, 13*, 34-40；以及Schwarz, N. (1990). Feelings as information: Informational and motivational functions of affective states. In E. T. Higgins & R. M. Sorrentino (Eds.), *Handbook of motivation and cognition: Foundations of social behaviour* (Vol. 2, pp. 527-561). New York: Guilford Press。
7. Alloy, L. B., & Abramson, L. Y. (1979). Judgement of contingency in depressed and nondepressed students: Sadder but wiser? *Journal of Experimental Psychology: General, 108*, 441-485.
8. 一些證據指向的結論是，處在憂鬱心情中的人衡量與自己有關的資訊時，可能會比較公正；反之，沒有憂鬱現象的人對自己的看法往往太過正面。Ahrens, A. H., Zeiss, A. M., & Kanfer, R. (1988). Dysphoric deficits in interpersonal standards, self-efficacy, and social comparison. *Cognitive Therapy and Research, 12*, 53-67; Alloy, L. B., & Ahrens, A. H. (1987). Depression and pessimism for the future: Biased use of statistically relevant information in predictions for self versus others. *Journal of Personality and Social Psychology, 53*, 366-378.

的討論焦點也不是以此為基礎。Baars, B. J. (2005). Subjective experience is probably not limited to humans: The evidence from neurobiology and behavior. *Consciousness and Cognition, 14*, 7-21.

35. 有好幾種研究證據一致指出情感的原始性質，包括（a）、直接刺激大腦會對情感造成影響、（b）人就算沒有辨認出引起恐懼的刺激是什麼，也會引發恐懼狀態、（c）人的身體有變化，做的決定也會跟著改變，以及（d）嬰兒擁有情感／心情。請見Damasio, A. R. (1996). The somatic marker hypothesis and the possible functions of the prefrontal cortex. *Philosophical Transactions of the Royal Society of London, Series B: Biological Sciences, 351*, 1413-1420; Damasio, A. R. (1994). Descartes' error: Emotion, reason, and the human brain. New York: Grosset/Putnam; Ohman, A., & Soares, J. J. F. (1994). "Unconscious anxiety": Phobic responses to masked stimuli. *Journal of Abnormal Psychology, 103*, 231-240; LeDoux, J. E. (1996). The emotional brain: *The mysterious underpinnings of emotional life*. New York: Simon & Schuster.
36. 達爾文對傷慟的描述貼切地說明了這些變化：「他們不再想要行動，而是維持靜止與被動，也許會偶爾來回搖擺自己的身體。體內循環遲緩，臉色蒼白，肌肉鬆垮，眼皮下垂，頭垂得跟狹小的胸口一樣低；嘴唇、臉頰與下顎都被沉重的壓力往下拉。」Darwin, C. R. (1872). *The expression of the emotions in man and animals* (p. 178). London: John Murray.
37. 用言語表達重度憂鬱的感受有多麼困難，可以參見威廉・史泰隆的著作《看得見的黑暗》，當中有精采的探討。
38. 自從威廉 詹姆士（William James）於一八八四年在《心智》期刊（Mind, Vol. 9, pp. 188-205）中發表〈何謂情感？〉（What Is an Emotion?）一文之後，學者便一直為情感各種組成部分之間的關係煩惱不已。
39. 我們解釋情感時有多麼容易出現錯誤，相關的精采討論請見Gilbert, D. (2006). *Stumbling on happiness*. New York: Vintage。
40. Frijda, N. H. (1993). Moods, emotion episodes, and emotions. In M. Lewis & J. M. Haviland (Eds.), *Handbook of emotions* (pp. 381-403). New York: Guilford Press.

第二章　深淵的起點

1. 嘔吐是另一種同時具有好處與壞處的適應作用。表面上，我們很難想像還有其他比嘔吐看來更像疾病在示威的行為。我們只有身體不適時才會嘔吐。但是一如蘭多夫・尼斯與喬治・威廉斯指出，嘔吐其實是一種適應作用。雖然嘔吐讓人不舒服，卻是一種可能拯救生命的防衛動作，可以將有毒物質迅速排出體外。然而，嘔吐也是有代價的。如果長時間持續嘔吐，可能會造成脫水，甚至致死。Nesse, R. M., & Williams, G. C. (1996). *Why we get sick: The new science of Darwinian medicine*. New York: Vintage.
2. Gruber, J., Mauss, I. B., & Tamir, M. (2011). A dark side of happiness? How, when, and why happiness is not always good. *Perspective on Psychological Science, 6*, 222-233.

Books；以及Kring, A. M., & Sloan, D. S. (2009). *Emotion regulation and psychopathology*. New York: Guilford Press。

22. 這段討論綜合了數個與情感功能有關的觀念。Cosmides, L., & Tooby, J. (2000). Evolutionary psychology and the emotions. In M. Lewis & J. M. Haviland-Jones (Eds.), *Handbook of emotions* (2nd ed.) (pp. 91-115). New York; Guilford.; Russell, J. A. (2003). Core affect and the psychological construction of emotion. *Psychological Review, 110,* 145-172; Morris, W. M. (2000). Some thoughts about mood and its regulation. *Psychological Inquiry, 11*, 200-202.
23. 我們無法斷定山羊進食時一定會感到愉快，不過可能性看來極高。Balcombe, J. (2006). *Pleasurable kingdom: Animals and the nature of feeling good*. New York: Macmillan.
24. 案例出自Rottenberg, J. (2005). Mood and emotion in major depression. *Current Directions in Psychological Science, 14*, 167-170.
25. Mogg, K., & Bradley, B. P. (1999). Some methodological issues in assessing attentional biases for threatening faces in anxiety: A replication study using a modified version of the probe detection task. *Behaviour* Research and Therapy, 37, 595-604.
26. Fredrickson, B. L., & Branigan, C. (2005). Positive emotions broaden the scope of attention and thought-action repertoires. *Cognition and Emotion, 19*, 313-332.
27. Kahn, B. E., & Isen, A. M. (1993). The influence of positive affect on variety seeking among safe, enjoyable products. *Journal of Consumer Research*, 20, 257-270.
28. Cosmides, L., & Tooby, J. (2000). Evolutionary psychology and the emotions. In M. Lewis & J. M. Haviland-Jones (Eds.), *Handbook of Emotion*s (2nd ed.) (pp. 91-115). New York: Guilford: Tice, D. M., Baumeister, R. F., Shmueli, D., & Muraven, M. (2007). Restoring the self: Positive affect helps improve self-regulation following ego depletion. *Journal of Experimental Social Psychology, 43*, 379-384.
29. 這句話是把心理學界許多人的意見廣泛匯總出來的結論，例如：Carver, C. S., & Scheier, M. F. (1990). Origins and functions of positive and negative affect: A control-process view. *Psychological Review, 97*, 19-35; Klinger, E. (1975). Consequences of commitment to and disengagement from incentives. *Psychological Review, 82*, 1-25。
30. 甘多拉（Gendolla）的大規模實驗研究顯示，在工作難度升高時，負面情緒會協助調整體力的負荷程度，但情緒系統判定工作不可能完成時，就不會做調整了。相關探討請見Gendolla, G. H. E. (2000). On the impact of mood on behavior: An integrative theory and a review. *Review of General Psychology, 4*, 378-408。
31. Heckhausen, J., Wrosch, C., & Fleeson, W. (2001). Developmental regulation before and after a developmental deadline: The sample case of "biological clock" for childbearing. *Psychology and Aging, 16*, 400-413.
32. Nesse, R. M. (2000). Is depression an adaptation? *Archives of General Psychiatry, 57*, 14-20.
33. 情感能力比語言能力更早演化出來，這一點有助於我們了解，為何將一個人從憂鬱中拉出來會這麼困難。
34. 雖然其他哺乳動物大概也會體驗到與人類相似的內在情感，但無法真的查證，現在

Endicott, J., Andreasen, N. C., … Hirschfield, R. M. A. (1985). Birth-cohort trends in rates of major depressive disorder among relatives of patients with affective disorder. *Archives of General Psychiatry, 42*, 689-693。

7. Pescosolido, B. G. (2010). "A disease like any other"? A decade of change in public reactions to schizophrenia, depression, and alcohol dependence. American Journal of Psychiatry, 167, 1321-1330, appi.ajp.2010.09121743.
8. Matt, interview with the author, November/December 2010.
9. 想要更了解這類觀點，請見 Finnigan, W. J. (2008). *The demon of depression*. n.p.: Xulon Press。
10. 憂鬱症患者的症狀令人困惑，也包括注意力無法集中的問題，所以對於解讀自己的情感通常沒什麼把握，這也是患者向專業人員求助的部分原因。
11. Dr. David Goldbloom on *The Agenda*, aired May 17, 2007.
12. Dr. Brenda Smith on *The Agenda*, aired May 17, 2007.
13. 數據出自 Olfson, M., & Marcus, S. C. (2009). National patterns in antidepressant medication treatment. *Archives of General Psychiatry*, 66, 848-856；盲目過度用藥的證據請見 Mojtabai, R. (2013). Clinician-identified depression in community settings: Concordance with structured-interview diagnoses. *Psychotherapy and Psychosomatics, 82*, 161-169。
14. Trivedi, M. H., Rush, A. J., Wisniewski, S. R., Nierenberg, A. A., Warden, D., Ritz, L., … STAR*D Study Team. (2006). Evaluation of outcomes with citalopram for depression using measurement-based care in STAR*D: Implications for clinical practice. *American Journal of Psychiatry*, 163, 28-40.
15. Curry, J., Silva, S., Rohde, P., Ginsburg, G., Kratochvil, C., Simons, A., … March, J. (2011). Recovery and recurrence following treatment for adolescent major depression. *Archives of General Psychiatry, 68*, 263-270.
16. Beck, A. T. (1979). *Cognitive therapy of depression*. New York: Guilford Press.
17. 某項療法為何有效，要剖析關鍵因素，在這個領域是一項挑戰。Jacobson, N. S., Dobson, K. S., Truax, P. A., Addis, M. E., Koerner, K., Gollan, J. K., … Prince, S. E. (1996). A component analysis of cognitive-behavioral treatment for depression. Journal of Consulting and Clinical Psychology, 64, 295-304.
18. Carey, B. (2010, January 5). Popular drugs may aid only severe depression, analysis says. *New York Times*. Retrieved from http://www.mytimes.com/2010/01/06/health/views/06depress.html?_r=1. Fournier, J. C., DeRubeis, R. J., Hollon, S. D., Dimidjian, S., Amsterdam, J. D., Shelton, R. C., & Fawcett, J. (2010). Antidepressant drug effects and depression severity: A patient-level meta-analysis, JAMA, 303, 47-53.
19. Stacey, Murrette, interview with the author, November 4, 2010.
20. American Psychiatric Association. (2013). *Diagnostic and statistical manual of mental health disorders: DSM-5* (5th ed.). Washington, DC: American Psychiatric Publishing.
21. 率先結合情感與臨床科學的書籍包含 Rottenberg, J., & Johnson, S. L. (Eds.) (2007). *Emotion and psychopathology: Bridging affective and clinical science*. Washington, DC: APA

注　釋

第一章　為何需要用新方法對抗憂鬱症

1. Kessler, R. C., Berglund, P., Demler, O., Jin, R., Koretz, D., Merikangas, K. R., … Wang, P. S. (2003). The epidemiology of major depressive disorder: Results from the National Comorbidity Survey Replication (NCS-R). *Journal of the American Medical Association, 289,* 3095-3105.
2. Bromet, E., Andrade, L. H., Hwang, I., Sampson, N.A., Alonso, J., de Girolamo, G. … Kessler, R. C. (2011). Cross-national epidemiology of DSM-IV major depressive episode. *BMC Medicine, 9,* 1-16.
3. Lopez, A. D., & Murray, C. C. J. L. (1998). The global burden of disease, 1990-2020. *Nature Medicine, 4*, 1241-1243; World Health Organization. (2008). The global burden of disease: 2004 update. Geneva: World Health Organization.
4. 上升近百分之三十的數據請見Centers for Disease Control and Prevention, *Morbidity and Mortality Weekly Report (MMWR)*, http://www.cdc.gov/mmwr/preview/mmwrhtml/mm6217a1.htm?s_cid=mm6217a1_w。
5. 根據這項廣受引用的共病症研究結果，美國人的終生憂鬱風險為百分之十七點一：Blazer, D. G., Kessler, R. C., McGonagle, K. A., & Swartz, M. S. (1994). The prevalence and distribution of major depression in a national community sample: The National Comorbidity Survey. *American Journal of Psychiatry*, 151, 979-986. 第二次美國國家共病症調查則將此風險評為百分之十六點二。
6. 這篇論文指出，一群為數眾多的受試樣本在十年的時間裡，罹患憂鬱症的人數增加了一倍以上：Compton, W. M., Conway, K. P., Stinson, F. S., & Grant, B. F. (2006). Changes in the prevalence of major depression and comorbid substance use disorders in the United States between 1991-1992 and 2001-2002. American Journal of Psychiatry, 163, 2141-2147。本篇論文亦有大量資訊，說明年輕族群罹患憂鬱症比例升高：Burke, K. C., Burke, J. D., Jr., Rae, D. S., & Regier, D. A. (1991). Comparing age at onset of major depression and other psychiatric disorders by birth cohorts in five US community populations. *Archives of General Psychiatry, 48*, 789-795；此為一種國際現象，證據請見：Cross-National Collaborative Group, Weissman, M. M., Wickramaratne, P., Greenwald, S., Hsu, H., Ouellette, R., … Hallmayer, J. (1992) The changing rate of major depression: Cross-national comparisons. JAMA, 268, 3098-3105。相反地，較年長族群罹患憂鬱症的比例較預期來得低；根據這項跨地區研究，二十世紀中期出生的人，罹患重度憂鬱症的機率比二十世紀前期出生的人高出十倍：Klerman, G. L., Lavori, P. W., Rice, J., Reich, T.,

左岸｜身心學 266

憂鬱的演化：人類的情緒本能如何走向現代失能病症

作　　者｜強納森・羅騰伯格
譯　　者｜向淑容
總 編 輯｜黃秀如
責任編輯｜許越智
行銷企劃｜蔡竣宇
封面設計 & 內文排版｜張瑜卿

社　　長｜郭重興
發行人暨出版總監｜曾大福
出　　版｜左岸文化
發　　行｜遠足文化事業股份有限公司
231新北市新店區民權路108-2號9樓
電話：02-2218-1417
傳真：02-2218-8057
客服專線：0800-221-029
E-Mail：rivegauche2002@gmail.com
左岸文化臉書專頁
https://www.facebook.com/RiveGauchePublishingHouse/
法律顧問｜華洋法律事務所　蘇文生律師

印　　刷｜成陽印刷股份有限公司
初　　版｜2018年1月
初版三刷｜2019年6月
定　　價｜350元

ISBN　978-986-5727-65-9

團購專線 讀書共和國業務部　02-22181417，分機1124、1135

國家圖書館出版品預行編目資料

憂鬱的演化：
人類的情緒本能如何走向現代失能病症

強納森·羅騰伯格（Jonathan Rottenbreg），著；
向淑容譯.－初版.－
新北市：左岸文化出版：遠足文化發行，2018.01
面；公分.－（左岸身心學；266）
譯自：The depths : the evolutionary origins of the
depression epidemic
ISBN 978-986-5727-65-9（平裝）

1. 憂鬱症 2. 心理治療 3. 生物心理學

415.985 106020303